Tilman Fritsch
Anna Cavelius

DER MUND
ALS ORT DER HEILUNG

W0086333

TILMAN FRITSCH
ANNA CAVELIUS

DER MUND
ALS ORT DER HEILUNG

Akute und chronische Erkrankungen
ganzheitlich behandeln

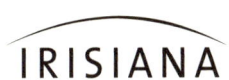

IRISIANA

Inhalt

Vorwort: der Mensch und seine Zähne

Die Zähne gehören zu uns wie der Mund, die Nase, der Darm oder die Beine. Man kann mit ihnen nicht nur kraftvoll in einen Apfel hineinbeißen, ein Wiener Schnitzel zerkleinern oder genussvoll ein Stück Schwarzwälder Kirschtorte verdaubar zermalmen. Unsere 32 Zähne formen die untere Gesichtspartie, helfen beim Sprechen – und sind ein überaus individuelles Aushängeschild: Was ist ein Mensch ohne Zähne? Was hat er für ein Gesicht, was für einen Ausdruck?

Zähne zu haben heißt leider allzu oft, unter ihnen zu leiden. Warum tut der eine oder andere Zahn auf einmal unangenehm weh? Oder warum melden sich im Erwachsenenalter plötzlich Weisheitszähne, von deren Existenz im Kiefer man bislang nicht die blasseste Ahnung hatte oder die man trotz Röntgenbild erfolgreich verdrängt hat? Auf einmal schieben sie uns das Gebiss zusammen. Warum kommt es zu ominösen Folgeerkrankungen, obwohl der Zahnarzt in vielen endlosen Sitzungen das Gebiss doch scheinbar repariert hat? Und: Ist ein Leben ohne Zahnarzt überhaupt vorstellbar? Ist der kühne Gedanke möglich, seinen Zahnarzt so gut wie überflüssig machen? Für nicht wenige Menschen, die von Zahnarztangst geplagt sind, ist das ein echter Wunschtraum.

Gesunde Zähne, gesunder Körper

Bevor im Folgenden Antworten auf all diese Fragen gefunden werden, eines vorab: In diesem Buch geht es nicht um das, was Sie seit Jahren über Zähne wissen oder von Ihrem Zahnarzt gehört haben oder was ein Mensch heutzutage schon im Kindergartenalter gelernt haben sollte. Es geht nicht mehr nur um drei Minuten Zähneputzen mit fluoridierter Zahnpasta, am besten mindestens zweimal täglich. Es geht auch nicht nur um die geliebten Süßigkeiten oder den Zucker im Kaffee oder im Orangensaft, der den Zahnschmelz angreift und Karies anlockt. Es geht um viel mehr, nämlich um nichts Geringeres als einen Lebensstil, der heute gang und gäbe ist. Denn dieser moderne Lebensstil schädigt die Zähne und darüber hinaus den gesamten Körper.

Zahlreiche Beschwerden, unter denen wir oft leiden – alltägliche Infekte wie Schnupfen oder Husten, aber auch Kopfschmerzen und Migräne oder Rückenbeschwerden, auch Nackenprobleme, Abgeschlagenheit und Depressionen, um nur einige zu nennen –, haben ihre Ursachen mitunter in den Zähnen. Doch leider suchen immer noch die wenigsten Zahnärzte mögliche Gründe für die genannten Beschwerden genauso wie für Entzündungen der Nasennebenhöhlen, Tinnitus, Gelenkschwellungen oder Rheuma in den Mündern ihrer Patienten. Millionen von Menschen klagen jeden Tag über unerklärliche Schmerzen. Die Ärzte sind angesichts dessen oft ratlos, denn die Ursachen lassen sich nicht ohne Weiteres benennen, und so verordnen sie Medikamente und eröffnen damit einen Teufelskreis, der von den Betroffenen nur schwer zu durchbrechen ist.

Unterschätzte Mundhöhle

Dass bei vielen krankhaften Prozessen die Mundhöhle eine Schlüsselrolle spielt, ist weithin unbekannt. Dabei steht jeder Zahn in einer Beziehung zu den inneren Organen und wirkt so in den Körper hinein. Genau hier setzt die ganzheitliche NAM-Zahnheilkunde an, die ich entwickelt habe (neuro-anato-metabolische Zahnheilkunde). Tatsächlich ist es so, dass unser aller Gesundheit und Leistungsfähigkeit im Mund beginnen. Die Mundhöhle kann man gewissermaßen als Ursprungsort jeder Selbst- und Welterfahrung begreifen. Sie ist der Ort, durch den wir als Kinder damit beginnen, die Welt zu erforschen. Für ein Baby beginnt das Erleben der Welt tatsächlich im Mund, wenn es gestillt und gefüttert wird und mit der Zeit anfängt, sich nach und nach den eigenen Körper, Finger und Zehen „einzuverleiben". Später wird wirklich alles und jedes in den Mund gesteckt, was greifbar ist, egal ob es schmeckt oder nicht.

Eine Besonderheit der Mundhöhle ist ihre Schmerzfreiheit: Bestehende Schmerzen werden oft nicht oder nur unzureichend ans Gehirn gemeldet. Das kommt daher, dass die Versorgung mit Nahrung durch diese erste Pforte des Verdauungssystems – das ist der Mund – im Dienste des Überlebens gesichert sein muss. Würde ein Schmerz von dort immer direkt weitergeleitet werden, könnte der Mensch keine Nahrung mehr zu sich nehmen und würde bald verhungern. Es handelt sich dabei also um einen Schutz für den Körper! Daher strahlen Entzündungen im Mund meistens an andere Körperstellen ab und treten in Form von Schmerzen oder Beschwerden im Bewegungsapparat oder im Verdauungssystem auf. Oder sie machen sich auf psychosozialer Ebene in Form von Burn-out, Depression oder Essstörungen bemerkbar. Häufig bleiben die Ursachen von gesundheitlichen Problemen deshalb unerkannt, was eine Heilung schwer bis unmöglich macht.

Tatsächlich kann aber jeder – ob jung oder alt – mit sehr einfachen Mitteln weit mehr für die eigenen Zähne und damit für seine Gesundheit tun als der Zahnarzt durch das Füllen eines Lochs in einem Zahn. Wie das geht, erfahren Sie in diesem Buch.

Wir wünschen Ihnen alles Gute!

Tilman & Anna

Zahnmedizin:
eine Geschichte mit Lücken

Zahnprobleme hat der Mensch, seit er in der Jungsteinzeit seine Ernährung umgestellt hat. Daher gab es bereits in vorgeschichtlicher Zeit Versuche, an den Zähnen herumzudoktern. Archäologen fanden im pakistanischen Belutschistan Schädel von Menschen aus dem späten Mesolithikum (Mittelsteinzeit) vor 7500 bis 9000 Jahren, deren Zähne eindeutige Spuren von Bohrungen aufweisen.

Später versuchte man, ausgefallene oder gezogene Zähne zu ersetzen. Dazu benutzte man, wie archäologische Funde zeigen, beispielsweise zu Zeiten der Etrusker Elfenbein, Holz oder Zähne von Tieren oder Verstorbenen, die mit Metalldrähten, meist aus Gold, an den gesunden Zähnen befestigt wurden. Das diente allerdings eher kosmetischen Zwecken, denn zum Kauen konnten diese Prothesen noch nicht eingesetzt werden. Davon abgesehen lösten diese künstlichen Zähne, wie man sich leicht vorstellen kann, oft schmerzhafte Entzündungen aus. Um 600 v. Chr. setzten die Maya in Honduras die ersten metallfreien Implantate aus Obsidian, einem vulkanischen Glasgestein. Wenig später erfanden die Römer künstliche Zähne aus Eisen.

Entweder man hielt den Schmerz aus oder man machte sich auf zum sogenannten Zahnbrecher …

In der Antike betrieb man Zahnpflege, wie sie auch aus den Heiltraditionen Asiens bekannt ist. Meist wurde diese mithilfe der Finger und bestimmter Pflanzenextrakte sowie mit Kauhölzern durchgeführt. In Mesopotamien mischte man Minze, Alraune und Baumrinde zu einem Zahnputzmittel. Die Griechen reinigten ihre Zähne mit einem rauen Leintuch. Im alten Rom brachten die vornehmen Patrizier ihre Zähne mit pulverisiertem Bimsstein und Marmorstaub zum Glänzen. Wer damals Karies hatte, der musste allerdings leiden. Entweder hielt er den Schmerz aus oder machte sich auf zum sogenannten Zahnbrecher …

Von Universalgelehrten, Badern und Quacksalbern

Die arabische Medizin hatte über Jahrhunderte hinweg international die Nase vorn. Mediziner wie der Universalgelehrte, Philosoph, Arzt und Naturforscher Ibn Sina (Avicenna) waren weltberühmt und setzten Maßstäbe, die teilweise noch heute gültig sind. Im 9. Jahrhundert gab es hier bereits erste Ansätze von Zahnbehandlungen wie etwa die Kauterisation (Abtötung) des Zahnnervs mit heißem Öl oder glühenden Nadeln.

Im mittelalterlichen Europa zählte die Zahnbehandlung zu den Aufgaben der besagten Zahnbrecher oder Bader. Sie behandelten auf Märkten nicht nur kranke Zähne, sondern waren auch allgemeinmedizinisch tätig und ließen etwa zur Ader. Ihre Hauptaufgabe waren kosmetische Korrekturen wie Rasieren und Haareschneiden. Bei Zahnschmerzen verwendeten sie heiße Eisenhäkchen zum Abtöten des Nervs. So hörte zwar das Zahnweh auf, aber das Loch im Zahn blieb. Als Verursacher der schwarzen Löcher in den Zähnen nahm man übrigens lange einen Zahnwurm an. Durch das Inhalieren des Rauchs von brennendem Bilsenkrautsamen, der halluzinogen und betäubend wirkt, sollten der Wurm und die Schmerzen, die er verursachte, vertrieben werden.

Neben Zahnbehandlungen und Haareschneiden wurde von den fahrenden Ärzten seit dem 15. Jahrhundert aber auch die Syphilis behandelt, die sogenannte Lust- oder Franzosenkrankheit (bei den Franzosen die „Italienerkrankheit"). Dieses den ganzen Körper zerstörende Leiden war zum ersten Mal 1494 auf einem französischen Schiff im Hafen von Genua aufgetreten und verbreitete sich rasend schnell über Europa. Die Standardbehandlung war Quecksilbersalbe, die der sogenannte Quacksalber auftrug und verkaufte, um Hautveränderungen zu behandeln, wie sie unter anderem bei der damaligen „Modekrankheit" Syphilis auftreten. Was auf der Haut Erfolg brachte, wurde später, gemischt mit anderen Metallen, auch im Mund eingesetzt. Die Verwendung von Quecksilber zieht sich seither wie ein roter Faden durch die Zahnmedizin.

Der französische Zahnarzt I. Regnart soll im Jahre 1818 einer der Ersten gewesen sein, die Plomben aus Amalgam verwendeten. Seit dieser Zeit diskutieren sich die Gelehrten Löcher in die Köpfe, ob Amalgam nun gut oder schädlich ist.

Zahnmedizin heute

Die Zahnheilkunde oder Stomatologie, heute ein eigenes weites Gebiet der Medizin, ist historisch gesehen eine recht junge Diszi-plin. Allerdings therapiert die „moderne" Zahnmedizin meist nur Symptome, deren Ursachen der Arzt entweder nicht kennt, weil er sie nicht versteht, oder die sich aufgrund äußerer Umstände nicht beheben lassen. Ein unschlagbarer Beleg dafür ist die in den west-lichen Industriestaaten und mittlerweile zunehmend auch in den Schwellenländern übliche Ernährungsweise. Es ist längst sattsam bekannt, dass der übermäßige Konsum von Zucker – nicht nur in Reinform, sondern vor allem auch „versteckt" in Süßgeträn-ken oder industriell verarbeiteten Lebensmitteln – nicht nur dick macht, sondern auch zu einer Vielzahl teilweise schwer behan-delbarer Beschwerden führen und darüber hinaus suchtartige Wirkungen im Gehirn entfal-ten kann, was die Sache noch dramatischer macht. An den Folgen des Zuckerkonsums und seinen teilweise schwer oder nicht behandelbaren Folgeerkrankungen wie etwa Karies, Diabe-tes Typ 2 (siehe ab Seite 140), Herz- und Kreislauferkrankungen (siehe ab Seite 134) und Krebs sind in den letzten 20 Jahren mehr Menschen gestorben als durch die beiden Weltkriege. Zum Vergleich: 9 Millionen Tote waren nach dem Ersten Weltkrieg zu beklagen, 80 Millionen nach dem Zweiten. Bei täglich weltweit geschätzten 100 000 Todesfällen wegen sogenannter Alterskrank-heiten wären das über 700 Millionen in 20 Jahren.

Karies haben 98 Prozent der Menschen in den westlichen Konsumgesellschaften.

Krankheitsursache Lebensstil

Unsere soziokulturellen Rahmenbedingungen, eine perfide Lebensmittelindustrie, der es in erster Linie darum geht, ihre Milliardengewinne zu steigern, und in weiten Teilen auch die Politik und ein gnadenloser Lobbyismus verhindern, dass die Bevölkerung ihren Zucker- und Kohlenhydratkonsum einschränkt. Die macht stattdessen ungebremst damit weiter. Zu den Topkunden gehören Kinder und Babys, die man mittels verzuckerter Babynahrung von Geburt an süchtig nach Süßem macht, sodass sie den Versuchungen später kaum noch widerstehen können. Suchtartiges Essverhalten lässt sich insgesamt nur schwer ändern, zumal es immer sehr eng mit der subjektiv empfundenen Lebensqualität verbunden ist. Seine Ernährungsweise umzustellen bedeutet für jeden Menschen einen gravierenden Eingriff in seine Privatsphäre, ja in sein Suchtverhalten. Deshalb verschlechtert sich (nicht nur) die Mundgesundheit unserer Gesellschaft dramatisch.

Zucker-Krankheit Karies

Karies haben 98 Prozent der Menschen in den westlichen Konsumgesellschaften. Die Zahnfäule (von lat. *caries* für Morschheit, Fäulnis) ist damit die weltweit am meisten verbreitete Krankheit. Dabei ist aber zu beachten, dass nur 35 Prozent der Menschheit auf der Erde davon betroffen sind! Auf 20 Prozent der Bevölkerung lasten 80 Prozent der Karies. Volkskrankheiten wie Zahnfäule sind meist Folge einer Störung des Systems. Auslöser ist der ungebremste und zu hohe Konsum von Zucker beziehungsweise einfachen Kohlenhydraten: Kurzkettige Zucker wie Traubenzucker (Glukose) oder Fruchtzucker (Fruktose = Fruchtzucker, zum Beispiel in Getränken, Gebäck, Obst und Süßigkeiten) verändern das Mundmilieu. Die Mundflora produziert aus Zucker organische Säuren. Diese bewirken eine Entkalkung des Zahnschmelzes, die wiederum Karies verursacht. Die Zähne erkranken.

Es gibt unzählige Studien, die belegen, dass eine kohlenhydrat-beziehungsweise zuckerreiche Ernährung nicht nur die Mundhöhle schädigt, sondern auch den gesamten Stoffwechsel und damit die Organgesundheit. Der Zuckerüberschuss in der Nahrung – nicht nur aus süßen Nahrungsmitteln, sondern auch aus herzhaften mit verstecktem Zucker – bringt den Stoffwechsel aus dem Lot und fördert Entzündungsprozesse im Körper. So gesehen ist es verständlich, dass bei uns um die 99 Prozent der Bevölkerung an Karies leidet – Tendenz steigend.

Der Boom der Zahn-medizin zeigt, wie sehr das Essverhalten unserer Gesellschaft entgleist ist.

Heute hat nur noch weniger als ein Prozent der Deutschen ein naturgesundes Gebiss. Kein Wunder, dass immer mehr zahn-ärztliche Therapie notwendig ist und mehr und mehr versucht wird, durch bessere Zahnreinigung und Fluoridgabe die Probleme in den Griff zu bekommen. Die Resultate sind nicht schlecht. Aber statt den Ursachen „auf den Zahn zu fühlen", bleiben diese meist bestehen. Welche Folgen Karies, Parodontitis und Zahnverlust für den Körper haben, wird bis heute völlig unterschätzt, und mögliche negative Auswirkun-gen von zahnärztlichen Eingriffen bleiben in der Regel unbeachtet.

Vergiftete Therapien

Leider ist die Zahnmedizin ein Fach, das vorwiegend invasiv arbeitet. Der Zahnarzt dringt mit seinen Geräten förmlich in den Körper ein. Hat der Zahn dann eine Läsion, wird ein Fremdkör-per mithilfe irgendeines Kitts möglichst dauerhaft am Zahn befes-tigt, um den Schaden zu kaschieren. Von diesem Zeitpunkt an hat der Patient einen fremden Werkstoff für immer im Körper. Speichel und Abrieb bewirken Tag und Nacht, dass der Werkstoff dauerhaft ins Körpergewebe eindringt, zwar nur in sehr kleinen Mengen, dafür aber ständig. Diese Dauerbelastung hat eine stärkere biologische Wirksamkeit als zum Beispiel die Gabe von Tabletten. Die Belastungen für den Körper können im Verhältnis zur Menge relativ hoch sein. Steter Tropfen höhlt den Stein. Gerade die Folgen sogenannter subtoxischer Dosen werden unterschätzt.[1] Zu den Werkstoffen im Mund kommen mit der Nahrung und aus der Umwelt weitere Stoffe hinzu, wobei die Zahl der für den Körper neuen Stoffklassen, die die Industrie entwickelt (zum Beispiel PEG, Bisphenole, Aromaten etc.), ständig steigt. Es entstehen Wechselwirkungen auch mit den Werkstoffen im Mund, die sich wiederum miteinander multiplizieren. Man spricht vom Faktor 25, der unter den einzelnen potenziell schädlichen Substanzen untereinander angesetzt werden kann.[2] Die Folgen für die Gesundheit des Einzelnen sind derzeit noch nicht absehbar. Sicher aber ist: Ein Großteil der Schädigungen im Mundraum ist eine direkte Folge unserer Ernährung und Zivilisation. Man könnte auch sagen: Der Boom der Zahnmedizin zeigt, wie sehr das Essverhalten unserer Gesellschaft entgleist ist.

Warum die Mundhöhle ein Ort der Heilung ist

Vor einigen Milliarden Jahren haben zwei völlig unterschiedliche Zellarten, die Archäa (auch Archaeen oder Urbakterien) und ein Bakterium, entdeckt, dass sie zwar nichts gemeinsam haben, aber zusammen etwas bewirken können. Infolgedessen taten sie sich zum Zwecke des Überlebens zusammen. Anders als vom Vater der Evolutionstheorie Charles Darwin postuliert, ist der Ursprung jeglicher Entwicklung auf der Erde kein Wettkampf in Form des „survival of the fittest" (Überleben des am besten angepassten Individuums), sondern vielmehr eine Art Symbiose, die für die beteiligten Lebewesen vorteilhaft ist. Nicht ein Wetteifern ums Überleben, sondern Kooperation führt langfristig zum Erfolg. Zeitlich gesehen kooperieren wir also viel mehr und länger, als dass wir einander um des Überlebens willen bekämpfen. Dieses universelle Schöpfungs- oder Entwicklungsprinzip stellt auch andere universelle Entstehungstheorien auf den Kopf. So stellen Kosmologen heute die Hypothese des Urknalls infrage (Big-Bang-Theorie), „der das Universum aus seinem kompakten Zustand ‚heraussprengte‘, das sich seither immer mehr ausdehnt. Stattdessen wird die Theorie diskutiert, ob unser Weltall nicht vielmehr ein vernetztes, ‚verspieltes‘ Plasmaversum sein könnte, für das Knall und Ausdehnung eher Schall und Rauch sind und das ganz andere Ziele verfolgt, als wir sie uns in unserem Denken ausmalen können.

Doch egal welche Theorie stimmt, aus dem Zusammenwirken von Archäa und Bakterien entstand etwas Großartiges. Ein neuer Zelltyp aus einer umgebenden Zelle und dem darin enthaltenen Mitochondrium (dem Energiekraftwerk jeder Zelle) als neue Zelleinheit entwickelte sich aus dieser Kooperation. Diese stellte die Grundlage dar für die gesamte weitere Entwicklung vom Einzeller bis zu uns Menschen Milliarden von Jahren später. Wir sind sehr entfernt, aber doch eindeutig mit diesem endosymbiontischen Einzeller verwandt. Uns ist diese Kooperation genetisch in die Wiege gelegt.

Das Seinsprinzip Kooperation

In einer Symbiose leben zwei oder mehr Organismen in einer Art und Weise zusammen, die beiden Seiten Vorteile bietet. Das geschieht etwa im Darm, wo eine Gemeinschaft von Bakterien (das Mikrobiom) Nahrungsreste verarbeitet. Von dieser engen Zusammenarbeit profitiert die Darmflora, und der Mensch als ihr Wirt hat den Nutzen, dass die Bakterien bestimmte Stoffe vergären, die ihm sonst schaden würden. Zum anderen liefern sie im Zuge der Verarbeitungsprozesse wertvolle Substanzen, etwa bestimmte

Fettsäuren oder Vitamine, die man sonst aus der Nahrung nicht oder nur in geringem Maß aufnehmen könnte. Drittens stammen 10 Prozent der Energie, die unser Stoffwechsel bereitstellt, von diesen Bakterien. Wir könnten kaum oder nur schlecht ohne sie überleben und stehen in ständiger Symbiose mit ihnen.

Bei einer Zelle ist es anders: Hier handelt es sich nicht um eine klassische Symbiose, sondern um eine Art Inklusion (Einschluss). Beide Teile haben zusammen etwas Neues geschaffen. Durch die Endosymbiose, also eine Symbiose, in der ein Organismus im Körper des anderen lebt, hat sich für beide, Archäa und

Nicht ein Wetteifern ums Überleben, sondern Kooperation führt langfristig zum Erfolg.

Bakterium, etwas geändert, sodass sie zusammen anders kooperieren und besser funktionieren, als wenn jeder Organismus auf sich gestellt existieren würde.

In vielen Bereichen der Gesellschaft finden wir ähnliche Phänomene, die durch Kooperation etwas Neues, für beide Seiten Vorteilhaftes schaffen. Die Basis der Kooperation ist die Kommunikation, also der Austausch und Abgleich von Informationen. Es gibt viele Möglichkeiten (nicht nur Schrift und Sprache), wie unser Körper mit sich selbst und wie wir Menschen untereinander kommunizieren, um Kooperation und Existenz lebbar zu machen. Kommunikationsverlust ist immer mit einer Einbuße von Möglichkeiten und von Gesundheit verbunden. Der kommunikativste Teil unseres Körpers ist dabei keineswegs das Gehirn, sondern der Mund. In Kommunikation und Kooperation liegt der Schlüssel zu Gesunderhaltung und Heilung. Wir sagen nicht nur mit dem Mund, dass uns etwas fehlt; der Mund spiegelt auch wider, was ungesagt bleibt. Er ist Sprecher und Sprechender zugleich und steht in seiner Aufgabe mit allem in Kontakt, was den Körper verbindet. Daher ist die Mundhöhle kein beliebiger Ort, sondern der Ort der Heilung, genauer gesagt ihr Kommunikationsort.

Eine neue Zahnmedizin: wie alles anfing

1992 sagte Prof. Risto Kotileinen bei einer Feier in Kuopio in Mittelfinnland zu uns deutschen Zahnmedizinstudenten: „Sie werden durch die Zeit des Austausches nicht besser, aber sicher anders." In diesem Punkt musste ich ihm recht geben.

In Finnland war seinerzeit das Studium der Zahnmedizin anders aufgebaut als in Deutschland. Am Anfang wurden den Studenten Patienten anvertraut, die diese unter Aufsicht und mithilfe der Assistenten und Professoren behandeln sollten. Patient und Student begleiteten einander bis zum Abschluss des Studiums. Das Studium war beendet, sobald der theoretische Teil in vielen Einzelprüfungen absolviert und das Gebiss der Patienten umfassend saniert war, wobei alle Bereiche der Zahnheilkunde eine Rolle spielen konnten. In Deutschland ist das anders, denn hier ist die Klinik in Fächer unterteilt. Der Student arbeitet im jeweiligen Fach sein Punktesoll an einem Patienten ab. Auf diese Weise lässt sich Fachwissen sehr gut erlangen. In der Zahnheilkunde fächerübergreifend zu denken, also Probleme aus Sicht der Medizin, der Biologie, der Psychologie und der Philosophie zu betrachten und so zu stimmigeren Lösungen oder Heilungswegen zu kommen, wird an deutschen Universitäten allerdings weniger vermittelt als in Finnland.

Wie kommt es überhaupt dazu, dass der Zahnarzt eingreifen muss?

Der Versuch, Teile des finnischen Systems an meinem deutschen Universitätsort Gießen zu integrieren, schlug fehl. Zu dieser Zeit brodelte die Amalgam-Diskussion vor den Toren der Zahnkliniken, aber in den Vorlesungen und Seminaren war davon nichts zu hören. Amalgamfüllungen zu legen war damals noch Teil der Examensarbeiten, die man zu absolvieren hatte. Es waren die letzten, die ich gemacht habe.

Der Weg zur neuro-anato-
metabolischen Zahnheilkunde

In meiner Assistenzzeit hatte ich das Glück, mir in einer Landpraxis die gesamte Bandbreite der Zahnmedizin aneignen zu können. Der Schwerpunkt dieser Praxis war sicherlich der Umgang mit der Endodontie (Wurzelbehandlung), also mit dem, was Zahnärzte gemeinhin tun: die Zähne ihrer Patienten möglichst gut zu sanieren und zu erhalten.

1996 übernahm ich selbst eine kleine Praxis auf dem Land. Dank des Kontakts zu einem Dentallabor, das sich auf Allergiepatienten spezialisiert hatte, behandelte unser junges Team Hochallergiepatienten, die nur wenige ausgefallene Materialien vertrugen. Aus diesen Materialien galt es dann, einen Zahnersatz zu fertigen und funktionsgerecht, oft mit erheblichen ästhetischen Kompromissen, zu verwenden. Mein Großvater hatte 1946 in München über die Problematik von Legierungen im Mund promoviert. Die möglichen problematischen Folgen von Metallen im Mund zu hinterfragen ist mir daher sozusagen in die Wiege gelegt.

Auffallend war bei unseren Patienten, dass nahezu alle eine Krankheitsgeschichte hatten, bei der offenbar Metalle direkte oder indirekte Unverträglichkeitsreaktionen auslösten. Im Vordergrund stand meistens eine zahnärztliche Behandlung, die zeitlich mit dem Beginn der Beschwerden zusammenfiel. Wenngleich erfahrene Therapeuten den neuen Zahnersatz nach Verträglichkeit „ausgetestet" hatten, gab es sehr häufig Fälle, bei denen der neue Zahnersatz nur zwei Wochen lang gut vertragen wurde, dann aber die gleichen Beschwerden verursachte wie der alte. Meist wiederholte sich das Prozedere, bis dem jungen Team langsam klar wurde, dass es nicht zielführend sein konnte, nach Materialien zu suchen, die ein geschwächter Organismus gerade noch vertrug. Schließlich war das System so fragil, dass er jedes weitere neue Material nicht gut vertragen würde. Mit so schlechten Kompromissen kann ich als Zahnarzt aber nicht leben. Deshalb gingen wir dazu über, die betroffenen Patienten systematisch so vorzubereiten, dass sie wenigstens die Materialien vertragen konnten, die für sie infrage kamen. Unser Augenmerk lag nun darauf, den Organismus zu stärken und zu optimieren. Die Frage lautete: Wie lässt sich der Körper in den Zustand versetzen, dass er wieder die Materialien verträgt, mit denen ein durchschnittlicher Organismus zurechtkommt? Da Materialstudien nur Momentaufnahmen und keine Erkenntnisse liefern, was auf Dauer verträglich ist oder nicht, begann die Suche nach Materialien und Stoffklassen, die der Körper vertragen und womit zugleich ein ästhetischer und funktioneller Zahnersatz hergestellt werden konnte.

Neue Fragen stellen, Lebensqualität gewinnen

Um geeignete Materialien zu finden, mussten wir uns mit deren biologischen Wirkungen beschäftigen und herausfinden, was in welcher Form einem Organismus schaden kann. Die Toxikologie ist allerdings ein sehr weites Feld, das schnell entweder über- oder auch unterbewertet wird. Die einen setzen sich zu wenig damit auseinander, andere neigen dazu, nach einem langen eigenen Leidensweg ihre Mitmenschen mit missionarischem Eifer von ihrem Weg der Gesundung überzeugen zu wollen.

Wie kommt es überhaupt dazu, dass der Zahnarzt eingreifen muss? Welche Ernährung und Lebensweise kann dazu beitragen, Schädigungen der Zähne und der Mundregion zu vermeiden? Ist trotzdem eine zahnmedizinische Behandlung nötig, wie muss diese dann aussehen, damit sie und die verwendeten Materialien den Patienten nicht belasten und schädigen? Diese Fragen waren es, die ich mir damals stellte und die mich noch heute antreiben. Natürlich sind nicht alle Neuheiten der Dentalindustrie gut für die Patienten. Nicht jede vorschriftsmäßige und formal richtige neue Behandlungsmethode dient dem Patientenwohl. Dagegen zu protestieren oder gar juristisch vorzugehen wäre jedoch nicht nur mühsam, es würde vermutlich nicht viel ändern. Daher haben wir in der NAM-Zahnheilkunde uns lieber auf die Arbeit mit vorhandenen Werkstoffen konzentriert. Reichen diese nicht aus, muss man daran arbeiten, für neue Stoffe und Verfahren eine Zulassung zu erreichen. So entwickelten wir Geräte und Produkte für unsere neue Behandlungsmethode. In den vergangenen Jahren haben wir diese Behandlungsform auf alle unsere Patienten übertragen, vor allem auf Musiker und Spitzensportler, die uns regelmäßig aufsuchen, und zwar mit Erfolg. Angehörige beider Berufsgruppen neigen dazu, die Zähne bei Belastungen zu fest zusammenzubeißen, so wie auch Normalsterbliche unter Dauerstress. Das führt zu Funktionsstörungen und deren Folgen. Nicht nur Allergiker, Musiker, Leistungssportler oder Stressarbeiter, alle Patienten haben nun die Möglichkeit, ihre Leistungen zu steigern.

Seit 1999 arbeite ich auch in der Produktentwicklung daran, die Zahnheilkunde zu vereinfachen und gleichzeitig der Natur ähnlicher zu machen. Ich strebe an, die Zahnbehandlung im Idealfall zu vermeiden oder so weit wie möglich neben der Behandlung Freude zu vermitteln, diese Freude in die Zähne der Patienten einzubauen und ihnen so zu einer besseren Lebensqualität zu verhelfen. Denn eine Schwingung lässt sich in Steinsedimenten speichern. Ließe sich Freude in der härtesten Substanz des Körpers – dem Zahnschmelz – vielleicht auch einmauern?

Zeit für einen Paradigmenwechsel

Der Neurobiologe Gerald Hüther hat in einem seiner Vorträge gesagt, es komme ihm so vor, als seien wir derzeit in unserer Gesellschaft und unserem Denken an einem Punkt angelangt, an dem sich einiges ändert. Er vergleicht diesen Zeitpunkt mit der Zeit vor etwa 400 Millionen Jahren, als in der Entwicklungsgeschichte der Übergang von den Insekten zu den Wirbeltieren geschah: Insekten besitzen einen äußeren Panzer, der ihr Innenleben schützt und begrenzt, Wirbeltiere hingegen haben die stützende Wirbelsäule in ihrem Inneren und eine vergleichsweise ungeschützte Hülle.

Wir leben an einem Übergang, an dem soziale Grenzen wie Tradition, Religion und Gewissheiten aller Art hinterfragt und immer häufiger aufgegeben werden, um sich neuen zuzuwenden. Um im Bild zu bleiben: Beim entwicklungsgeschichtlichen Übergang vom Insekt zum Wirbeltier hat dieses sein festes Äußeres, den Panzer, gegen ein stützendes Inneres eingetauscht, eben die Wirbelsäule. Nun ist das Lebewesen innen stabil, aber nach außen weich. Dadurch ergeben sich andere Möglichkeiten im Leben.

Die gesellschaftliche Weiterleitung und Weiterentwicklung der Aufklärung in unserer Zeit ist nicht immer leicht. Es entstehen nahezu grenzenlose Möglichkeiten, und alte Grenzziehungen durch Kultur, Religion und Tradition verschwinden. Ein wachsendes Maß an Selbstverantwortung löst die Steuerung von außen ab. Dieser Änderung sind viele Menschen derzeit noch nicht gewachsen. Selbstverantwortung

In unserer Zeit ist Wissen so leicht abrufbar wie noch nie zuvor.

für das Leben bietet aber viele Möglichkeiten. Um diese nutzen und leben zu können, ist eine innere Einstellung erforderlich, die wie eine Wirbelsäule von innen flexibel (!) stützt und stärkt. Deshalb mein Appell: Im Dienste der eigenen Lebensqualität und des eigenen Lebens ist Eigenverantwortung gefragt. Die ist durch nichts zu ersetzen, auch durch keinen Staat.

Die genannten Entwicklungen spiegeln sich deutlich in den wechselnden Gedankengebäuden wider, die die Entstehung der Welt zu erklären versuchen. War bis in die Neuzeit hinein der Schöpfungsgedanke plausibel, der übergeordnete Gottheiten voraussetzt, so galt in der Folge der innovative Evolutionsgedanke als einleuchtend. Unsere Zeit ersetzt in der Tradition der Aufklärung alte Gedankenmuster durch neue und wandelt zum Beispiel das naturwissenschaftlich geprägte Weltbild ab durch Quantenphysik und Relativitätstheorie bis hin zu Vorstellungen wie der Dunklen Materie von Peebles. Diese Versuche, von verschiedensten Seiten zu formulieren und begreifbar zu machen, was über Sprache und Schrift nur annähernd stattfinden kann, haben dazu geführt, dass nun wiederum die Darwin'sche Evolutionstheorie hinterfragt und erweitert wird. Wir haben aus unserer eigenen Sicht Muster zwar verstanden, aber sie laufen objektiv nach anderen Gesetzmäßigkeiten ab, als uns geläufig

> *Eigenverantwortung ist durch nichts zu ersetzen, auch durch keinen Staat.*

ist. Vieles bleibt uns aus Gründen unserer beschränkten Wahrnehmung verschlossen. Auch das hier und jetzt Geschriebene steht natürlich zum Überdenken und Hinterfragen zur Disposition. Erst in der Auseinandersetzung mit einem Thema kann etwas Neues zusammengeführt werden.

In unserer Zeit ist Wissen so leicht abrufbar wie noch nie zuvor. Dabei ist Wissen nicht wie in früheren Zeiten einer bestimmten gesellschaftlichen Schicht oder Kaste vorbehalten. Jeder kann sich heute fast immer und überall universelles Wissen aneignen. Jeder kann sich, wenn er mag, mit einer ihm am Herzen liegenden Sache auseinandersetzen.

Das Wort „auseinandersetzen" besagt, dass man jedes Thema von verschiedenen Seiten betrachten sollte, um es kennenlernen und beurteilen zu können. Das ist Arbeit, und der Einzelne muss sich damit beschäftigen. Wir kommen aber nicht um die Übernahme von Eigenverantwortung herum. Klar wird, dass das, was von außen – beispielsweise von einem Arzt – für gut befunden wurde, dem einen hilft, dem anderen nicht und einem Dritten vielleicht sogar schadet. Auseinandersetzung und Wissen seitens des Patienten führen dann zu einem anderen Umgang mit der Beurteilung durch den Arzt. So ändert sich zwangsläufig das Verhältnis zum Behandler, dem Arzt. Der Behandler wird zum Vermittler und zum Dienstleister.

In meiner Tätigkeit als Zahnarzt vermittle ich tagtäglich zwischen Mund und Patient: Wie zeigt der Mund, was er gerne hätte und braucht? Wie kann ich das dem Körper und dem Geist vermitteln? In welchem Zusammenhang stehen die Bedürfnisse von Mund, Körper und Geist? Wie kann man eine optimale Lösung für alle Seiten erarbeiten? So kommt es zu einer Auseinandersetzung zwischen dem Mund des Patienten beziehungsweise seinem Körper und Geist und mir als Zahnarzt, die im besten Fall im Behandlungsverlauf Gemeinsamkeiten erzielt.

So funktioniert die NAM-Zahnheilkunde. Ihr Ziel ist es, die Unabhängigkeit des Individuums zu stärken und, um im oben gewählten Bild zu bleiben, sein „Stützskelett" zu festigen, es aber auch flexibel zu lassen. Dieses Buch soll jeden Einzelnen durch Wissen und Erkenntnis bei der Selbstentwicklung unterstützen. Die Mundhöhle ist der einfachste Ort dazu.

Die geheimnisvolle Rolle der Zähne für Ihr Wohlbefinden

Tatsächlich ist unsere Mundhöhle der komplexeste Zugang zu unserem Organismus und zugleich eine Schlüsselstelle für ihn. Sie ist Versorgungszentrum für Nahrung, Organisator der Stabilität in Körper und Geist und zugleich Emotions- und Lustzentrum, ein Ort der Entgiftung (wie wir noch sehen werden) und ein Ort der zwischenmenschlichen Kommunikation. Der Mund kann sogar küssen! Wer einmal den Mund in dieser Hinsicht begriffen hat, der tut sich leichter damit, auch sich selber zu begreifen. Alte Heiltraditionen haben dieses Wissen schon längst. So kennt die Traditionelle Chinesische Medizin (TCM) beispielsweise keinen Mund, sondern nur die Zunge.

NAM steht als Abkürzung für neuro-anato-metabolisch, also für die Berücksichtigung von Nerven, Körperstruktur und Stoffwechsel.

Neben dem Puls und anderen Kriterien dient die Untersuchung der Zunge dem Arzt der diagnostischen Beurteilung des ganzen Körpers.

Wir stehen am Anfang spannender Entwicklungen in der Medizin und Zahnmedizin, und die Mundhöhle nimmt meines Erachtens dabei eine Schlüsselposition ein. Sie fungiert als Türöffner, macht neue und alte Dinge zugänglich. Kann man mit den Bedürfnissen der eigenen Mundhöhle umgehen, kann man den Sprung zu einem allgemein achtsameren Umgang mit sich selbst und seinen Bedürfnissen wagen.

„Mundpflege" besteht in weit mehr als bloßem Zähneputzen. Zum Vergleich: Tierversuche haben gezeigt, dass Affenbabys, die nur gefüttert, aber emotional vernachlässigt werden, nach wenigen Wochen sterben. Das lässt sich auf alle Säugetiere und damit auch auf den Menschen übertragen. Ein Lebewesen braucht weit mehr für seine Existenz als nur Essen und Trinken, Kleidung und ein Dach über dem Kopf. Das gilt im übertragenen Sinn auch für den Mund: Nur wenn es ihm gut geht und wir achtsam und liebevoll mit ihm umgehen, kann es dem ganzen Körper richtig gut gehen!

Das NAM-Prinzip

Seit mehr als zwei Jahrzehnten bin ich als Zahnarzt in der Praxis tätig und habe eine recht lange Reihe von Patienten behandelt. Im Laufe der Jahre wurde ich dabei mehr und mehr zu einem überzeugten Anhänger einer ganzheitlichen Zahnmedizin, aus der ich schließlich das Konzept der „NAM-ZahnHeilkunde" abgeleitet habe. NAM steht als Abkürzung für *neuro(logisch)-anato(misch)-metabolisch,* also für die Berücksichtigung von Nerven, Körperstruktur und Stoffwechsel. Diese drei Bereiche hängen eng zusammen und sind für den psychischen und energetischen Zustand eines Menschen entscheidend.

Nehmen wir ein einfaches, aber typisches Beispiel: Ein Schmerz in einem Zahn aufgrund einer Nervenentzündung (neurologischer Aspekt, also bezogen auf Neurologie und Neurobiologie) hat direkte Auswirkungen auf die physiognomische und anatomische Struktur (anatomischer Aspekt) des gesamten Körpers. Ferner verändert sich der Stoffwechsel (metabolischer Aspekt), das heißt, es entsteht entzündungsbedingter Stress, zum Beispiel nitrosaminer Stress durch Stickstoffmonoxid (NO), Stress durch einen gestörten Energiestoffwechsel in den Körperzellen (ihnen steht trotz Überernährung mit „Zivilisationskost" zu wenig Energie für Reparaturarbeiten und Zellerneuerung zur Verfügung) und somit auch seelischer Stress, der in ein verändertes Sozialverhalten mündet.

Die Mundhöhle ist der zentrale Ort, an dem wir Zahnärzte gemeinsam mit unserem Patienten Entscheidendes für ihren Körper bewirken können.

Die relativ undramatische Nervenentzündung, die am Anfang steht, beeinträchtigt also immer auch die psychische Verfassung und den energetischen Zustand des Patienten. Offensichtlich sind alle drei Bereiche, der neurologische, der anatomische und der metabolische, in Mitleidenschaft gezogen.

Kybernetische Regelkreise

Bei ganzheitlicher Betrachtungsweise ist die Zahnheilkunde im Vergleich zu anderen medizinischen Disziplinen wie der Hals-Nasen-Ohren-Heilkunde oder der inneren Medizin vermutlich komplexer. Schließlich richtet sich die Aufmerksamkeit bei der NAM-ZahnHeilkunde auf sogenannte kybernetische Regelkreise. Unser Organismus ist ein offenes System von Regelkreisen und Messsystemen. Wir versuchen, diese beschreibbar zu machen, um die Regelkreise so weit zu unterstützen, dass sie (wieder) natürlich und selbstregulativ ablaufen können.

Wir betrachten den neurologischen Zusammenhang zwischen den anatomischen Stellgrößen und bringen ihn in einen metabolischen Kontext, denn daraus ergeben sich die indirekten Einflüsse auf unsere Psyche und den Energiehaushalt.

Dass solche interdisziplinären Ansätze früher nicht erwünscht waren, liegt auch daran, dass die Kollegen aus anderen Fachrichtungen für den Zusammenhang zwischen der Mundhöhle und dem ganzen Körper bislang eher wenig Verständnis aufbrachten. Wir NAM-Zahnärzte halten diese Region jedoch für entscheidend, weil sie uns Krankheiten verstehen lässt und zu den Ursachen der jeweiligen Übel führt. Im Sinne einer anatomischen Grundausbildung sahen wir uns daher gezwungen, die Halswirbelsäule (HWS) und den Schlund für die NAM-ZahnHeilkunde zu erobern. Der Zusammenhang zwischen Neurologie, Anatomie und Metabolismus beginnt im Mundraum; so bekommen Ernährung, Verdauung und Stoffwechsel einen logischen Zusammenhang mit der Zahnmedizin. Die Mundhöhle ist der zentrale Ort, an dem wir Zahnärzte gemeinsam mit unserem Patienten Entscheidendes für ihren Körper bewirken können.

> *Nur wenn es dem Mund gut geht und wir achtsam und liebevoll mit ihm umgehen, kann es dem ganzen Körper richtig gut gehen!*

Universelle Wechselwirkungen

Aus der Anatomie beziehungsweise Orthopädie sei folgendes Exempel angeführt: Ein zu kurzes künstliches Kniegelenk verändert die Anatomie und Neurologie des Systems. Psyche und Energetik folgen. Zu guter Letzt ändert sich der Metabolismus. Ein aus welcher Ursache auch immer gestörter Stoffwechsel hat langfristig Auswirkungen auf neuronale und anatomische Strukturen und dadurch auf die Psyche und die Energetik. Seitens der Energetik und der Psyche lässt sich die gleiche Wechselwirkung beobachten.

Bei der Vermittlung der Inhalte des NAM-Prinzips ist es deshalb nicht wichtig, auf zahnmedizinische Details einzugehen – wie etwa das Beschleifen eines Zahns. Mir geht es vielmehr darum, Ihnen, liebe Leser, darzulegen, welche Wechselwirkungen zwischen der Mundhöhle und dem gesamten Körper bestehen.

Der anatomische Raum

In der heutigen Zahnmedizin ist der anatomische Raum meist auf das jeweilige Spezialgebiet begrenzt. Die konservative Zahnheilkunde beschäftigt sich beispielsweise mit dem Zahn, bestehend aus Zahnwurzel und Zahnkrone. Die Prothetik kümmert sich um Füllungen, Kronen, Implantate und Brücken, die Parodontologie um den Zahnhalteapparat. Eine Spezialdisziplin betrachtet das Kiefergelenk und seine Funktion sowie Fehlfunktionen unter dem Sammelbegriff CMD (craniomandibuläre Dysfunktion).

Die NAM-ZahnHeilkunde greift viel weiter. Sie definiert ihre anatomischen Grenzen so: der Mundraum mit dem Oberkiefer (*Os maxillare*) zum Schädel hin (cranial), bauchseits (ventral) bis zu den Lippen, im Rücken (dorsal) bis zum Nacken einschließlich der Muskulatur der oberen Halswirbelsäure (HWS) und in

Richtung Gesäß (caudal) verlaufend den Schlund bis zum Weich-teil des Kinns (*mentum*). Dieser ganze Raum samt seinen Nerven, Sehnen, Muskeln, Faszien (siehe hierzu ab Seite 154), zellulären und dazwischenliegenden (interstitiellen) Kommunikationsräu-men sowie ihren Verbindungen zu umliegenden Körperregionen ist für eine zeitgemäße Zahnheilkunde (ZHK) relevant.

Besonders groß ist in diesem Zusammenhang die Bedeutung der Halswirbelsäule (HWS), die durch das Kiefergelenk mit der Mundhöhle korrespondiert. Nervenbahnen verlaufen durch die HWS oder stehen mit ihr in Verbindung. Formalistisch gesehen haben wir mit diesen 14 uns derzeit bekannten Verbindungen als Zahnmediziner gar nichts zu tun. Von diesem Denken in fach-medizinischen Schubladen sollte man sich aber längst verabschie-det haben. Aufgrund ihrer Verbindungen (Konvektionen) ist die

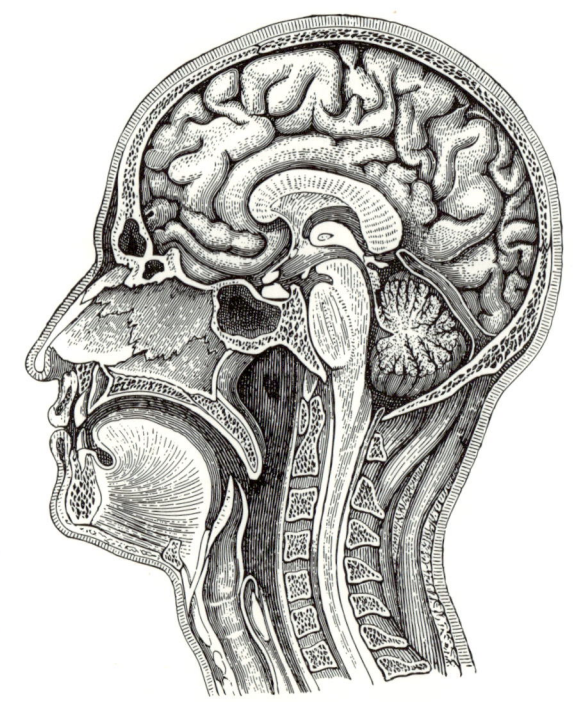

Der Mundraum ist eng mit der Halswirbelsäule, vom Nacken-gelenk bis zum unteren Rücken verbunden.

Halswirbelsäule in der Kombination mit Zähnen und Kiefergelenk ein zentrales Verschaltungsorgan, das die NAM-ZahnHeilkunde stets im Blick haben muss.

Die Mundhöhle und ihre Stellung im Körper

Energetisch gesehen laufen in der Mundhöhle nahezu alle Meridiane zusammen, die energetischen Leitbahnen, in denen nach der Lehre der Traditionellen Chinesischen Medizin (TCM) die Lebensenergie fließt. Zusätzlich zur Nahrungszerkleinerung wirkt das Kauen auf unsere Psyche ein (bei Stress beißen viele die Zähne zusammen oder pressen die Zunge an den Gaumen) und aktiviert bestimmte Gehirnregionen (Transistoreffekt). Durch den Mundraum nehmen wir unsere Nahrung auf; er ist der erste Raum, in dem diese geprüft, zerkleinert und vorverdaut wird. Deshalb muss auch die Ernährung mit ihrem kulturellen Hintergrund Gegenstand der Zahnheilkunde sein.

Es liegt auf der Hand, dass Einflüsse in diesem zentralen Raum Auswirkungen auf den ganzen Organismus haben. Vielleicht gilt das für den Mund mehr als für alle anderen Körperregionen, abgesehen vom zentralen Nervensystem (ZNS) und den zentralen Organen. Gifte (Toxine) und die Besiedelung mit Bakterien wirken im Mundraum massiver

Mir geht es darum darzulegen, welche Wechselwirkungen zwischen der Mundhöhle und dem gesamten Körper bestehen.

als anderswo im Körper auf den Organismus und den Stoffwechsel ein. Entzündliche Veränderungen im Mundraum beeinflussen den Körper anders als gleichwertige Entzündungsprozesse an anderen Körperstellen. Ebenso haben Fehlfunktionen dort eine stärkere Wirkung auf den Organismus. Umwelteinflüsse wirken ebenfalls besonders durch den Kopf ein. Auch wissen wir, dass wir Emotionen aufgrund der menschlichen Entwicklungsgeschichte über die Mundhöhle verarbeiten. Jedes Tier leitet Stress durch die Maulhöhle ab. Wir Menschen als weitere Säugetierspezies setzen noch eins drauf: In unserer Kindheit durchlaufen wir Phasen, die weitere große Entwicklungsschritte einleiten. So beginnt nach der Geburt die orale Phase der Weltentdeckung (siehe ab Seite 63). Auch wenn danach eine weitere Phase folgt – die genitale –, bleibt der orale Aspekt zeit unseres Lebens eine prägende Erlebniswelt. Diese menschliche Besonderheit könnte mitverantwortlich dafür sein, dass wir durch den Mund Süchten zugeneigt sein können, etwa der nach Zucker, Nikotin, Alkohol und anderem. All das rührt aus der oralen Phase her und bedeutet komplexe emotionale Erlebnisse mit frühen Wurzeln.

Im Mund steckt auch das schlechte Gewissen.

Die Ursachen vieler medizinischer, psychischer und energetischer Erkrankungen müssen daher direkt oder indirekt die Zahnheilkunde interessieren. Viele Symptome werden von anderen Medizinfächern behandelt, obwohl sie ursächlich in den Bereich der Zahnheilkunde gehören. So geht man in der Fachliteratur mittlerweile davon aus, dass 80 Prozent der Grunderkrankungen einen oralen Zusammenhang haben oder zumindest Folgen der Zivilisation (Zivilisatosen) sind.

Ein Schlüssel zur Umsetzung des NAM-Prinzips liegt in der Lebenseinstellung und Lebensführung. Dies ist jedoch einerseits ein kulturelles und andererseits ein Bildungsproblem. Wir tun uns schwer, eingefahrene Verhaltensweisen zu ändern, erst recht wenn wir diese als bequem empfinden. Ohne geduldige, eindringliche und langfristige Aufklärungsarbeit gibt es deshalb keine Fortschritte. Das gilt für Behandler und Behandelte in gleicher Weise. Die Ärzte müssen, statt an Symptomen herumzudoktern, viel stärker die Ursachen von Krankheiten in den Blick nehmen. Die Patienten wiederum müssen lernen, dass sie für ihre Gesundheit selbst mitverantwortlich sind. Sie müssen die Eigeninitiative ergreifen und selbst ihre Ernährungs- und Lebensweise so gestalten, dass der Gang zum Arzt möglichst selten nötig ist.

Mund und Psyche: die Angst vor dem Zahnarzt

In der Tierwelt dienen Zähne als Angriffs-, Kau- und Verteidigungswerkzeug und/oder auch als Statussymbol, das die Stärke unterstreicht. Nicht wenige menschliche Zeitgenossen mit diesem biologischen Erbe öffnen immer noch Bierflaschen oder Gummibärchentüten mit den Zähnen. Fußballer beißen einander bisweilen während eines „Spiels". Schöne Zähne, vor allem Schneidezähne, die andere sehen können, zeigen auch, dass man sich einen Zahnarzt überhaupt leisten kann. Fehlende oder unansehnliche Frontzähne weisen oft auf niedrigen sozialen Status hin, um nicht zu sagen Armut oder Not.

Zähne sind weit mehr als nur weiße Dinger zwischen den Lippen. Sie haben auch eine tiefe emotionale Bedeutung. So geht die Zahnentwicklung immer mit der geistigen und emotionalen Entwicklung des Menschen einher.

Die Zahnentwicklung geht immer mit der geistigen und emotionalen Entwicklung des Menschen einher.

Der erste große Backenzahn bricht etwa zu der Zeit durch, da ein Kind in die Schule kommt und aus der Familienstruktur in eine Bildungskultur übertritt. So hat jeder Zahn „sein Päckchen zu tragen". Die Mundhöhle ist so gesehen auch ein Träger von Persönlichkeitsentwicklung sowie von Erlebnissen und Emotionen, die sich in den Zähnen erhärtet und bleibend manifestiert haben.

Die Mundhöhle ist aber auch ein Raum, der direkt in den Körper hineinreicht, und sie ist überaus verletzlich. Mund und Zähne besitzen von der Bewertung des Körperlichen her im Grunde den gleichen Tabucharakter wie Geschlechtsorgane. Beide Regionen sind überaus intim und sensibel. Deshalb gibt es Liebespartner, die gar nicht wissen, was genau der andere im Mund mit sich herumträgt. Sicherlich ist das gar nicht einfach zu erkunden, schließlich herrscht in der Mundhöhle ewiges Dunkel…

Beim Zahnarzt allerdings kommt ans Licht, was sich über Monate, ja oft Jahre angesammelt hat. Im Mund steckt nämlich auch das schlechte Gewissen. Dank der Aufklärung in Schulen und Medien weiß mittlerweile jedes Kita-Kind, was gut oder schlecht für Zahn und Mensch ist. So ist es verständlich, wenn manch einer Angst vor der Realität hat. Doch ist Zahnverfall tatsächlich nur ein Spiegel der Unvernunft? Es gib doch viele Begründungen und Entschuldigungen, weshalb man seiner Mundhöhle so zusetzt wie üblich: So ist Zuckersucht nun mal eine sozial akzeptierte Sucht, die als solche einfach nicht wahrgenommen wird. Auch gilt Zucker unter „Gesundheitsexperten" nicht unbedingt als ein Bösewicht wie etwa Nikotin, auf dessen Gefahren lautstark auf Verpackungen hingewiesen wird. Zucker wird als völlig harmlos hingestellt.

Zum Glück gibt es beim Zahnarzt Betäubungsspritzen, wenn zahntechnisch das eine oder andere Kind aufgrund von zu viel Zuckerkonsum in den Brunnen gefallen ist. Die Pikser sind zwar unangenehm, machen die Zahnbehandlung aber immerhin fast schmerzfrei. Tatsächlich tut es mittlerweile bei anderen Ärzten viel mehr weh als beim Zahnarzt. Ich denke da an meinen Hautarzt, und beim Hals-Nasen-Ohren-Arzt war es auch nicht gerade lustig. Hinzu kommt, dass Zahnarztangst in manchen Fällen quasi vererbt wird. Noch unsere Eltern haben bisweilen Höllenqualen auf dem Zahnarztstuhl durchlebt, und das wurde natürlich in die Familien hineingetragen. Mein Bruder hatte daher schon Schweißperlen auf der Stirn, bevor er jemals einen Zahnarzt gesehen hatte. Die Angst vorm Zahnarzt, die Dentistophobie, wird ähnlich weitergegeben wie die vor Spinnen.

Hinzu kommt noch ein Satz, den viele kennen: „Schlechte Zähne liegen bei uns in der Familie." Die Aussage ist sicherlich zutreffend, da es Familien gibt, deren Mitglieder mit relativ schlechter

Prognose in Sachen Zähne ins Leben starten. In den seltensten Fällen liegt das aber an den Zähnen selbst. Was vererbt wird, ist vielmehr ein bestimmtes Essverhalten, das im Endeffekt dazu führt, dass man schlechte Zähne bekommt. Schon kleine Änderungen der Ernährung (zum Beispiel den Haushaltszucker reduzieren oder auch ganz weglassen, dafür bisweilen gesunden Zucker wie Galaktose oder D-Mannose verwenden; siehe hierzu auch ab Seite 214) können eine angebliche Tradition schlechter Zähne durchaus unterbrechen.

Die Zahnbehandlung beginnt heute immer früher. Das ist grundsätzlich sehr gut, weil es Ängste abbauen und ein spielerisches Element in die Behandlung von Kindern bringen kann. Bisweilen kann allerdings eine langwierige kieferorthopädische Behandlung bei Pubertierenden einen Frustrationsstau verursachen, der in seltenen Fällen die Wahrnehmung der Mundhöhle als Problemzone verstärkt. Der Mund ist etwas sehr Individuelles, noch mehr als der Darm, die Augen oder die Haut. Nur die Haare können da mithalten, wenn man bedenkt, was für ein Bohei allerorten um die Frisur gemacht wird!

Immer mehr Patienten setzen ihre Zähne und die Korrekturen daran als Stilmittel ein, um einen gewünschten Eindruck nach außen zu vermitteln. Dabei sind die Geschmäcker verschieden. Wesentlich ist, dass sich jeder darin wiederfindet. Gehen die Wunschvorstellungen, wie das Gebiss auszusehen hat, über die technischen Möglichkeiten hinaus, gibt es zwischen Patient und Zahnarzt manchmal Konflikte, die in seltenen Fällen eskalieren, indem beide voreinander Angst bekommen, weil Wünsche und Realität sich nicht vereinen lassen.

Oft pilgern solche Patienten von Arzt zu Arzt, schwankend zwischen der Hoffnung, dass ihnen irgendeiner helfen könnte, und der Angst, ein hoffnungsloser Fall zu sein. Ängste schaukeln sich auf, die irgendwann nichts mehr mit den Zähnen zu tun haben, aber auf die Mundhöhle fokussiert sind.

Zum Zahnarzt?

Woran sehen Sie konkret, dass etwas mit Ihren Zähnen oder im Mund nicht stimmt? Wann empfiehlt sich also ein Zahnarztbesuch?

Typische Gründe sind:

- Zahnfleischbeschwerden (zum Beispiel entzündet, Zahnhälse freigelegt)
- Abrasion/Attrition (Abnutzung; siehe auch ab Seite 120)
- Störende Farbe
- Zahnfehlstellung
- Eingeschränkte Beweglichkeit von Mund und Hals
- Schmerzen
- Schlechter Schlaf
- Verspannungen

Es gibt viele weitere Beschwerdesymptome, denn einfach ist das Thema nicht!

Zahngesundheit – eine Sache der Lebensweise

Die Belastungen für den menschlichen Organismus nehmen ständig zu. Das liegt nicht zuletzt an unserer Ernährung: Die Nahrungsmittel werden durch die industrielle Produktion entwertet und denaturiert. Gleichzeitig nehmen wir mit unserer Nahrung viele Gifte in uns auf; von manchen wissen wir gar nicht, wie und in welchem Ausmaß sie unseren Stoffwechsel belasten.

Wenn Essen krank macht

Selten wurde nun über Ernährung so viel nachgedacht und publiziert wie in unserer Zeit. Die Medien verbreiten unzählige Ernährungsratschläge. Aufgrund bestimmter Grunderkrankungen, die in unserer Gesellschaft in immer früherem Lebensalter auftreten, hat sich die Stoffwechselbefindlichkeit der Bevölkerung in den letzten 30 Jahren stark geändert. Wer hätte damit gerechnet, dass schon Babys mit Diabetes Typ 2 auf die Welt kommen? Vor jedem Schullandheimbesuch werden heute Listen angelegt, um zu ermitteln, welches Kind noch was essen darf. Wir bewegen uns in eine Zeit, in der die Ernährung im Dienste der eigenen Gesundheit und des Wohlbefindens wieder personalisiert und individualisiert sein darf wie in Urzeiten. Im Folgenden zeigen wir allgemeine Grundprinzipien auf, die sinnvoll anzuwenden sind bei Stoffwechselschwächen, aber eine Individualisierung der Ernährung nicht ersetzen können (siehe Seite 200).

Die Basis des Stoffwechsels ist die Ernährung. Für diese gelten zwei Grundsätze: „Der Mensch ist, was er isst", und „Was den Zähnen schadet, das schadet auch dem Stoffwechsel". Zum Thema Ernährung gibt es viele Richtlinien und Konzepte, die von einer ausgewogenen Mischkost über Makrobiotik bis zu reiner Rohkost reichen. Derzeit existiert ein Überangebot an Diäten; alleine in Deutschland sollen es ca. 64 000 Konzepte sein. Apropos Diäten: Festzuhalten ist, dass die Menschen vor einigen Jahrhunderten bis zu 500 unterschiedliche Nahrungsmittel zu sich nahmen, der moderne Mensch diese Zahl hingegen im Durchschnitt auf 16 reduziert hat. Daher ist die heutige Ernährung der Bevölkerung im Vergleich zur althergebrachten Ernährung eine extrem monotone und einseitige Diätetik. Das Ziel einer unserem biologischen Stoffwechselprogramm angepassten Ernährung sollte unbedingt die Variabilität sein, die Abwechslung.

In der Vergangenheit hatte die Ernährung neben der Aufnahme von überlebenswichtigen Nahrungsbestandteilen und Energie eine weitere Funktion: Sie führte dem Körper Stoffe zu für die Verarbeitung der Säuren, die durch den Stoffwechsel zwangsläufig im Körper entstehen. Diese wurden bei der nächsten Nahrungsaufnahme durch zugeführte Basen neutralisiert. Auf diese Weise wurde der Stoffwechsel entlastet und stand neutralisiert für die nächste Nahrungsaufnahme bereit. Er balancierte sich im Rahmen der Urernährung gewissermaßen selbst aus.

Diese Möglichkeit ist dem menschlichen Stoffwechsel im Rahmen der heutigen Essgewohnheiten in vieler Hinsicht geraubt worden. Unsere moderne Nahrung ist meist nicht basenbildend wie in der Vergangenheit, sondern in erster Linie säurebildend. Daher ist der Kreis der Neutralisierung unterbrochen. Das liegt in aller Regel daran, dass wir nicht nur

Was den Zähnen schadet, das schadet auch dem Stoffwechsel.

das Falsche (zum Beispiel zu zuckerreiche und zu ballaststoffarme Produkte) essen, sondern das auch noch zur falschen Zeit und im falschen Umfeld – zum Beispiel mit den falschen Leuten am falschen Platz in Stress, Hektik und Öffentlichkeit. Essen ist eigentlich etwas Privates wie Lust und Sexualität und gehört eher nicht in die Öffentlichkeit.

Die von den Ernährungsgesellschaften propagierte und längst berühmte Regel „five a day", also fünf Gemüse- und Obstportionen pro Tag, ist zwar gut gemeint und zielt auf eine bessere

Ballaststoff- und Vitalstoffversorgung. Aber diese ständige Esserei ist überhaupt nicht stoffwechselgerecht. Damit der Stoffwechsel gut funktionieren kann, braucht er regelmäßige Essenspausen. Nur so kann auch ein gesundes Pendeln zwischen Hunger- und Sättigungsgefühl entstehen.

Mangel trotz Masse

Zusätzlich essen viele Menschen heute zu große Mengen und sind dabei gleichzeitig „unterernährt", weil sie nicht die lebenswichtigen Vitalstoffe bekommen, die ihr Körper eigentlich braucht. Die Zahl der übergewichtigen Kinder und Erwachsenen nimmt stetig zu. Zivilisationskrankheiten wie etwa Osteoporose, Krebs, diverse Allergien und viele andere sind alltäglich geworden. Diabetes Typ 2 tritt schon bei Kindern auf, ebenso vermehrt Verhaltensauffälligkeiten wie das AD(H)S-Syndrom. Burn-out ist keine Seltenheit mehr, und Karies wird per se nicht als Krankheit wahrgenommen, sondern als lästiges, aber peripheres Übel.

Die Liste der ernährungsbedingten Probleme ließe sich beliebig fortsetzen. Es ist augenscheinlich, dass bei allem medizinischen und pharmazeutischen Fortschritt der allgemeine Gesundheitszustand der Bevölkerung und damit ihre Lebensqualität dramatisch gesunken sind. Eine Hauptursache dafür ist stoffwechselbedingt und liegt in der üblichen Ernährungsweise. Diese ist geprägt von überwiegend industriell verarbeiteten Lebensmitteln, von Weißmehl, raffiniertem Zucker, künstlichen Zusatzstoffen und gekochter und in vielfältiger Weise behandelter Nahrung.

Wenn man zu den Ursprüngen der Menschheit vor etwa 2,8 Millionen Jahren zurückgeht, treten die Unterschiede in der Ernährung deutlich zutage. Der menschliche Stoffwechsel ist darauf angelegt, rohe pflanzliche Nahrung zu verarbeiten. Was die ersten Menschen aßen, waren vor allem Blätter, Gräser, Wurzeln, Blüten, Pilze, Früchte, wildes Gemüse, Insekten, Nüsse, hin und wieder

ein Stück Fleisch oder Fisch. Diese Rohkost wurde meist unge-
waschen verzehrt. Daher hatte der Organismus eine ursprüngliche Besiedelung mit Keimen, die die Verdauung einleiteten oder
zumindest begünstigten.

Unsere derzeitige Ernährung steht dazu in krassem Gegensatz:
gekochte und gebackene Nahrung, überwiegend Kohlenhydrate (Brot, Gebäck, Teigwaren …), große Mengen an tierischen
Produkten (Fleisch, Wurst, Fisch, Eierspeisen, Milchprodukte …)
und stark zuckerhaltige Lebensmittel.

Die Konservierungsstoffe, chemischen Zusatzstoffe, Aromen
und Geschmacksverstärker sind ein Wunderwerk der modernen
Chemie und werden seit etwa 50 Jahren Produkten und Fertigge-
richten zugesetzt. Die Isolierung des Zuckers aus der Zuckerrübe
gibt es erst seit etwa 250 Jahren. Bis dahin gab es gar keinen isolierten Zuckerkonsum. Gesüßt wurde mit Honig, Fruchtsirup und
Rindensud. Die Zuckerrüben um das Jahr 1800 enthielten nur
ungefähr 6 Prozent Zucker und viele verschiedene Vitamine und
Mineralstoffe. Unser heute üblicher raffinierter Haushaltszucker
besteht zu 100 Prozent aus Zucker und sonst gar nichts.

Die gängige Konservierung und Aufbewahrung von Lebensmitteln stellt eine zusätzliche Belastung dar. Die Lagerung mindert
die Qualität, und die Haltbarmachung erfordert unerwünschte
Zusatzstoffe. So ist es unabdingbar, auf dem Weg zu einer besseren
Gesundheit die Ernährungsgewohnheiten und die Regulierung
des Stoffwechsels einzubeziehen.

Fehlernährung: die Ursprünge

Mit den ersten dauerhaften Siedlungen in der Jungsteinzeit
(Neolithikum) nahmen zugleich der Ackerbau, also das Kultivieren von Getreide, und die Viehhaltung ihren Anfang. Neolithische
Revolution nennt die Wissenschaft treffend diesen einschneiden-
den Wechsel der Lebensform. Die Menschen aßen mehr Getreide

und Muskelfleisch, weil es besser zu lagern und zu bevorraten ist als Obst, Gemüse, Insekten und Innereien.

Aber die Lagerung geht immer zulasten der Qualität und Frische eines Lebensmittels. Und es stand nun zwar mehr Nahrung zur Verfügung, zugleich wurde sie aber weniger abwechslungsreich. Das war der erste Schritt zur sogenannten Abfallküche. Dieser Begriff rührt vermutlich daher, dass Muskelfleisch im Hinblick auf die Inhaltsstoffe weniger wert ist als Innereien und Nervengewebe und der Getreidekörper weniger als die Spelzen. So begann die Fehlernährung der Menschheit, die sich durch die zunehmende Überbevölkerung immer mehr verstärken sollte.

Es ist unabdingbar, auf dem Weg zu einer besseren Gesundheit die Ernährungsgewohnheiten und die Regulierung des Stoffwechsels einzubeziehen.

Ein zweiter negativer Faktor ist der Stress in unserem Leben, der eine Entkoppelung von Beruf und Berufung verlangt, die ein Gefühl der Leere und Sinnlosigkeit hinterlässt und zur Sinnfrage führt. Diesen Raum füllen wir mit Religion, Kultur und Tradition. Denn trotz der Leere will man irgendwo wieder einen Sinn finden. Sinnlosigkeit erzeugt negativen Disstress, Sinnhaftes dagegen positiven Eustress.

Aber nicht nur aus diesen beiden Gründen entgleist der Stoffwechsel. Hinzu kommen als dritter Faktor kulturelle Veränderungen – auch durch den Einfluss der Religionen, die mit Vorschriften und Verboten den Umgang mit Nahrung und das Verhalten rund um die Nahrungsaufnahme regeln. Es war nun klar, was man wann und wie essen durfte oder konnte. Die Eigenwahrnehmung und eigene Entscheidungsfähigkeit über Grundbedürfnisse waren aufgehoben. Ebenso wie die Ernährung von außen gesteuert und organisiert war, musste auch die Lösung von Problemen fremdgesteuert werden. Die Heilungskompetenzen legte man anfangs in die Hände von Schamanen und Medizinmännern.

Die Verbindung dazu findet sich in der traditionellen Kräuterheil-kunde unserer Urkulturen. Das Wissen um die heilende Kraft von Kräutern ist in vielen Regionen zugunsten der heilenden Mystik verloren gegangen. Die Menschen haben verlernt, selbst gegen ihre Krankheiten zu kämpfen.

Alle genannten Faktoren beeinträchtigen die mentale, neuronale und metabolische Selbstregulation des Organismus. Der Mensch wird sogar manipulierbarer. Es entstehen leichter Konflikte bis hin zu kriegerischen Auseinandersetzungen.

Der Siegeszug von Stärke und Zucker

Mit dem Aufkommen und Siegeszug der Kartoffel in Europa ab dem 18. Jahrhundert wurde eine weitere Ernährungskultur zerstört: die der Leguminosen. Dabei handelt es sich um die Hülsenfrüchte, eine der artenreichsten Pflanzenfamilien, die früher zum festen Bestandteil der täglichen Ernährung gehörte. Weil Bohnen, Linsen, Erbsen und Co. von der Kartoffel verdrängt wurden, wurde die Ernährung eintöniger und der Stoffwechsel empfind-licher. Hülsenfrüchte wurden seitdem „nicht mehr so gut vertra-gen" – ein Missverständnis, denn wenn sich mal ein „Lüftchen" bemerkbar macht, ist das nicht immer negativ, sondern kann eher ein Zeichen für funktionierende Bakterienaktivität sein.

Eine Folge der industriellen Revolution ist nicht nur die Technisie-rung der Arbeitswelt, sondern auch die zunehmende fabrikmäßige Verarbeitung von Lebensmitteln.

Eine gewinnbringende neue Branche hat sich entwickelt, die der Mundhöhle in Form von zucker- und fettreichen Nahrungsmit-teln und Snacks schnelle und üppige Genussmomente schenkt. Nach jeder süßen Mahlzeit und jedem zuckrigen Getränk werden im Körper Glückshormone ausgeschüttet.

In der vorindustriellen Zeit war diese Möglichkeit naturgemäß stark eingeschränkt. Der Schlüssel zum Genusserlebnis war der

Geschmack „süß". Nun hatte der Mensch im Lauf seiner Entwicklung süß Schmeckendes nicht allzu häufig in seiner Nahrung, da es in der Natur eher selten vorkommt. Obst oder Honig mit schnell verfügbarer Zuckerenergie gab es saisonal und regional bedingt nur in wenigen Wochen des Jahres. Trotzdem ist die Geschmacksrichtung süß ab dem ersten Schluck süßer Muttermilch positiv besetzt. Süß bedeutet – im Gegensatz zur Geschmacksrichtung bitter – in der Evolution: ungefährlich, nahrhaft und lecker.

Für den menschlichen Stoffwechsel war es aber eine böse Überraschung, dass Süßes plötzlich inflationär wurde, denn er ist auf ein derartiges Überangebot nicht eingestellt und kommt mit den riesigen Zuckermengen in unserer modernen Nahrung nicht klar. Die Folgen sind unübersehbar und münden in Volkskrankheiten wie Übergewicht, metabolisches Syndrom, Herz- und Kreislaufbeschwerden, Diabetes und Krebs.

Die Massenproduktion von Rübenzucker, stärkereichem und lange haltbarem Weißmehl, Kartoffeln und Mais (die Quelle von Maissirup, mit dem unzählige Süßgetränke und Fertiggerichte gezuckert werden) führt zu zahllosen Möglichkeiten, durch damit hergestellte Esswaren und Getränke die Produktion von Wohlfühl- und Glückshormonen anzukurbeln, sogenannten Endorphinen. Die Zuckerflut macht mit der Zeit süchtig, weil sie das Belohnungszentrum im Gehirn ebenso anspricht wie etwa Alkohol oder Nikotin. Außerdem bedeutet diese Abhängigkeit eine ständige Zentrierung auf die Mundhöhle, die für einen Erwachsenen (im Vergleich zum Säugling und Baby, siehe ab Seite 63) unnormal und seiner Entwicklung nicht angemessen ist.

Die milliardenschwere und unendlich gierige Lebensmittelindustrie, die vor nichts haltmacht (auch nicht davor, unsere Kinder mittels Werbespots und spezieller „Kinderlebensmittel" zu süchtigen Kunden zu machen), verdient daran und lebt davon, dass wir durch den hemmungslosen Zuckerkonsum in der oralen Phase hängen bleiben. Viele Menschen „brauchen" für ihr Nachmittagstief einfach Schokolade oder noch einen kleinen süßen Nachtisch oder den Löffel Zucker im Kaffee. Für uns moderne Menschen mag das normaler Alltag sein, für den Stoffwechsel bedeutet es jedes Mal eine Herausforderung, die er eine gewisse Zeit gut meistern kann. Aber leider nicht auf Dauer.

Gesündere Wege zum Glück

Sich Selbstverständlichkeiten und immer verfügbare Stoffe wie Zucker im Essen zu vergegenwärtigen und sie zu hinterfragen fällt nicht leicht, ist aber der erste Schritt für eine notwendige Kurskorrektur. Ein inniger Gutenachtkuss unter Partnern (sich symbiotisch zu vereinigen erfordert im Zweifelsfall vielleicht etwas mehr Energie und mehr Arbeit, als eine Tüte Gummibärchen aufzureißen!) löst eine stärkere Endorphinausschüttung aus als eine halbe Tafel Schokolade vor dem Schlafengehen. Kein Mikrogramm des Gute-Laune-Hormons Serotonin aus der Schokolade kommt im Kopf an, da Serotonin die Blut-Hirn-Schranke gar nicht passieren kann. Im Gegenteil, der Zucker bereitet dem Gehirn während der Nacht nur Probleme: zu wenig Sauerstoff und noch mehr Stress. Unsere Gesellschaft verwechselt bisweilen metabolischen Zusatzstress, der durch einen metabolisch-neuronalen Ausnahmezustand eine Wohlfühlepisode vorspiegelt, mit „neuer Energie". Wir kennen das auch von der klassischen Kneippkur. Die funktioniert gut, man sollte sie aber nicht ständig dem Stoffwechsel zumuten, da sie ihn sonst überfordert.

Grundsätzlich sollte der Stoffwechsel überhaupt nicht mit den Folgen der oralen Befriedigung durch Geschmack belastet werden! Glückserlebnisse sollten eher im zwischenmenschlichen Umgang und positive Erlebnisse im Alltag gesucht werden als im Essen und Trinken. Sobald ein ständiges Verlangen nach Süßem vorhanden ist, besteht eine Abhängigkeit, die nicht normal ist. Unsere Gesellschaft sollte daher oral entwöhnt werden. Der erste Schritt besteht darin zu erleben, was wirklicher Hunger ist und wie sich Durst anfühlt, um herausfiltern zu lernen, was nur vermeintliche, aufgepfropfte Bedürfnisse sind.

Das ist überaus wichtig, denn ein oralzentriertes (Ess-)Verhalten hat durchschlagende Wirkung auf unser Verhältnis zu anderen. Das betrifft nicht nur die Esskultur, die uns Industrie, Werbung, Kultur etc. von außen vorgeben. Auch die Beziehungen zu den Mitmenschen sind betroffen, woher man seine Wohlfühleinheiten bezieht und wem man sie angedeihen lässt. Die Fixierung auf das Orale entfremdet uns von einem liebevollen Miteinander und entfremdet uns von diesen für unser Wohlbefinden wichtigen Interaktionen. Dafür führt sie uns in eine Abhängigkeit von der Süßwarenindustrie, die von der Limo bis hin zur Pizza unseren Konsum und unser Suchtverhalten fest im Griff hat.

Zurück zu den Wurzeln

Doch nicht nur dieses „süße Leben" ist fatal. Auch eine andere Entwicklung ist sehr besorgniserregend: Nahrung ist heutzutage immer und überall verfügbar. Hinzu kommt: Ein fragwürdiges Verständnis von Sauberkeit und „edlen" Nahrungsmitteln sowie das Bedürfnis nach längerer Haltbarkeit im Sinne der Vorratshaltung haben verschiedene Grundlebensmittel immer unnatürlicher werden lassen. Der Reis und das Korn werden geschält, Spelzen und Keimlinge entfernt, das Obst immer noch süßer gezüchtet und vor dem Verzehr geschält und gewürfelt, das Gemüse so lange gegart, bis es gar keinen Biss mehr hat. Das geht einher mit der zunehmenden Sucht nach Süßem, die genauso tragisch ist wie Süchte nach Alkohol, Nikotin oder anderen Drogen, die allesamt schwere Krankheiten verursachen.

Das Problem: Unser Stoffwechsel ist für diese „moderne" Ernährung nicht geschaffen, da er immer noch im Steinzeitmodus arbeitet. Direkte und indirekte Essstörungen haben immer wieder ganze Landstriche entvölkert. Beispiele sind das Aufkommen von Seuchen nach der Einführung von Monokulturen im Ackerbau (Pestzeitalter) oder die gut gemeinten Getreide- und Maislieferungen in Krisengebiete, die das Immunsystem der Hungernden schwächen, die an diese Nahrungsmittel nicht angepasst sind. In dieser Situation genügt ein im Wasser grassierender Keim (Cholera), um unzählige Menschen dahinzuraffen. Auch falsche Ernährung führte und führt zu Seuchen! Heute heißen unsere Epidemien Diabetes Typ 2, Alzheimer, Autoimmunkrankheiten, Infektionen und Zivilisationserkrankungen wie Krebs.

Der Faktor Stress

Viele zivilisatorische Probleme – neben Fehlernährung auch der allgegenwärtige und unvermeidbare Stress im modernen hochbeschleunigten Leben – wirken sich direkt auf die Mundhöhle aus und führen zu großen Problemen direkt und indirekt durch Schädigung der Mundhöhle und nicht mehr zeitgemäße Therapieformen. Wir sind im Alltag ständigen Reizen ausgesetzt, wenn wir uns nicht zu schützen und abzugrenzen lernen: Handy ausschalten, bewusste Ruhepausen einhalten etc. Die Zahl der visuellen, auditiven, chemischen, kulturellen und sozialen Reize nimmt zu und ist schon lange zur Belastung für den Einzelnen geworden.
Der physikalische Begriff „Stress" für die „unspezifische Reaktion des Körpers auf jegliche Anforderung" wurde erst 1936 definiert.[3] Das Phänomen chronischer Stress – auch in der Freizeit – ist hingegen jung und greift weiter um sich.
Stress ist ein Phänomen, das in der Vergangenheit für einen Menschen eine sehr begrenzte, kurzzeitige Episode gewesen sein muss. Dass unser Körper schädliche Stoffwechselprodukte, die infolge der körperlichen Stressreaktion entstehen, schnell aus dem Stoffkreislauf entfernt, ist der Beweis dafür. Umso problematischer

ist chronischer Stress, auf dessen Bewältigung unsere kybernetischen Regelkreise nicht eingestellt sind. Nur so ist es zu verstehen, dass Dauerreize die Selbstregulierung torpedieren und in Teufelskreise (Schleifen) münden.

Bedingt durch die Dimension Zeit haben Schleifen oder Teufelskreise (lat. *curricula in se ipsum*) immer eine Dreidimensionalität. Es handelt sich daher in Wahrheit um Spiralen, die zeitlich und räumlich anders zu durchbrechen sind als gewöhnliche zweidimensionale Regelkreise. Kybernetische Schleifen können zusammen mit anderen Ursache-Wirkung-Beziehungen weitere Schleifen beziehungsweise Spiralen bilden. Die Grundursache verselbstständigt sich. Von diesem Punkt an ist die Ursache sekundär. Es kann zu einer Abkoppelung kommen, indem die daraus entstandenen Schleifen unabhängig von der vielleicht mittlerweile behobenen Grundursache bestehen bleiben. Sie sind zum Beispiel nach Büroschluss zum Zahnarzt gehetzt, um auch von hier hektisch aufzubrechen, um Ihr Kind pünktlich von der Kita abzuholen. Dort haben Sie ein anstrengendes Gespräch mit der Erzieherin und verpassen dann noch Ihren Bus. Zu Hause ist die Stresssituation dann zwar überwunden, die Reaktion im Körper klingt jedoch nach.

> *Stress muss in der Vergangenheit eine sehr begrenzte, kurzzeitige Episode gewesen sein.*

Dauerstress ist in der Gegenwart der Normalzustand geworden. Zudem fällt er vielschichtiger aus als Kurzzeitstress, weil unterschiedlichste Stressarten (sozial, metabolisch, chemisch, hierarchisch usw.) und -qualitäten (Dauer, Intensität, Wiederkehr usw.) parallel auf uns einwirken. Leider hat unser Organismus noch keine neuen Möglichkeiten gefunden, Stress in solcher Häufung und Intensität zu verarbeiten.

Auch die Art, wie wir Stress bewältigen, ist mindestens so alt wie die Neandertaler. Stressabbau funktioniert in erster Linie durch

Bewegung (zum Beispiel Kämpfen oder Wegrennen) oder Tiefenentspannung (zum Beispiel Schlafen). Die allermeisten von uns aber verbringen ihren Arbeitstag sitzend und erleben dabei den meisten Stress. So verharren wir in Stresssituationen in der Regel in Bewegungslosigkeit. Und wir nehmen uns keine wirksamen Auszeiten wie zum Beispiel einen Kurzzeitschlaf (Power Nap) oder eine kleine Meditation zum Runterkommen. All das macht die Wirkung von Stress auf unseren Organismus so fatal.

Die Mundhöhle ist als archaischer Ort der Stressverarbeitung (siehe Kasten) Ziel des Geschehens und Ausgangspunkt einer Vielzahl von Regelkreisen im Körper. Dies macht die Stellung der Mundhöhle in der Ursache-Wirkung-Beziehung verständlich. So haben beispielsweise Funktionsänderungen oder Entzündungen im Oberkörper eine weitaus geringere Wertigkeit und Wichtigkeit als solche im Mund!

Stressabbau in der Mundhöhle

Viele Redewendungen belegen den engen Zusammenhang zwischen Mundhöhle und Psyche. Die „Zähne zusammenbeißen" bedeutet, sich durch eine schwierige Situation zu kämpfen. „Zerknirscht" verdeutlicht, dass etwas Belastendes auf die Zähne projiziert wird. „Er kommt auf dem Zahnfleisch daher" bedeutet im Volksmund eine Lebenskrise. Diese Redensarten spiegeln das wider, was in Tierversuchen bewiesen wurde, nämlich dass wir Säugetiere mit dem Pressen und Reiben der Zähne aufeinander unter viel Druck Stress abbauen.[4] Knirschen gehört also zum normalen Stressmanagement. Pathologisch wird es erst, wenn der Stress so groß wird, dass unser Gebiss ihn nicht mehr aushält und daran Schaden nimmt. Unser Organismus ist nicht auf ein beliebig großes Maß an Stress eingestellt.

51

Stress greift in kybernetische Regelkreise ein, besser gesagt in kybernetische Spiralen, die weitere, neue Ursache-Wirkung-Beziehungen nach sich ziehen. So kann zum Beispiel eine Entzündung einer anderen Ursache die Schleife eines ursächlich getrennten Regelkreises zur neuen Schleife werden lassen, die auch abgekoppelt aufrechterhalten wird. Als Beispiel sei Diabetes genannt: Entzündliche Auswirkungen im Körper beeinflussen Regelkreise in der Durchblutung und Heilung am Fuß. Der diabetische „offene Fuß" wird in der Folge zur neuen Schleife. Diese kann wiederum Wirkungen erzeugen, die Auswirkungen auf fremde Regelkreise haben, welche dann folglich in Schleifen – kybernetische Spiralen – umgewandelt werden.

Meist sind entzündliche Veränderungen der Halswirbelsäule und des Kiefergelenks (CMD) die Folge von Fehlfunktionen. Diese

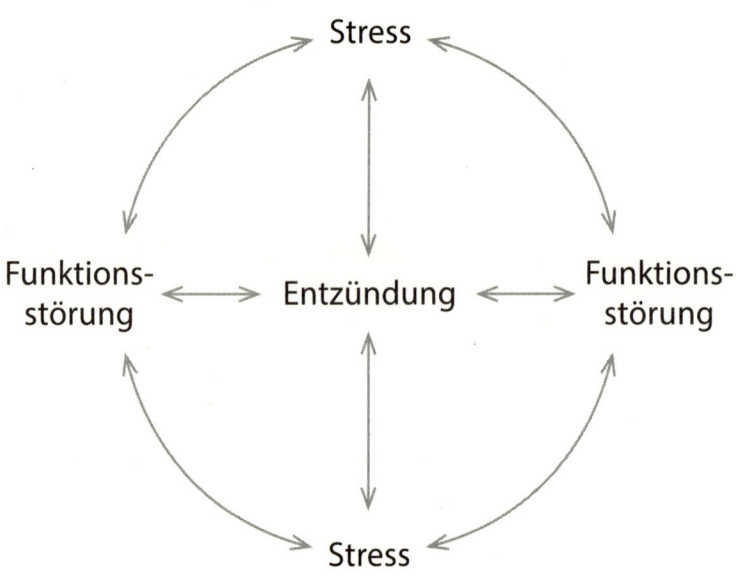

Wechselwirkung von Entzündungen
auf die Stress-Funktions-Schleife

chronischen Entzündungen haben gravierenden Einfluss auf den Stoffwechsel des Körpers.

Die Grafik auf der linken Seite zeigt beispielhaft, wie sich unterschiedliche Ursachen aus unterschiedlichen Regelkreisen, die ursprünglich keinen direkten Zusammenhang haben, in pathogenen Schleifen vereinigen können. Je komplexer die kybernetischen Verhältnisse werden, umso stabiler werden die Schleifen, da Zusatzfaktoren oft synergetisch mitspielen, also die Wirkungen wechselseitig vervielfältigen. Bei Diabetes sind beispielsweise der Spiegel des Stoffwechselhormons Insulin, der des Stresshormons Cortisol usw. betroffen und wirken dadurch stabilisierend und verstärkend. So lassen sich Schleifen weiterführen und die einzelnen Größen durch andere ersetzen, ohne dass sich die Wirkung der Schleife signifikant ändert.

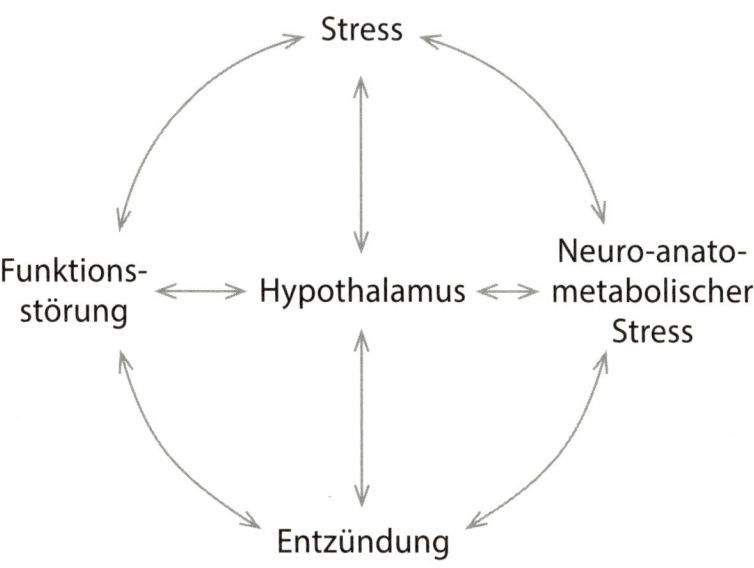

Beziehung von unabhängigen Regelkreisen
zu vernetzten Regelkreisen als neuer Regelkreis

Was haben wir eigentlich im Mund?

In der Mundhöhle herrscht eine klare Aufgabenverteilung: Zähne, Zunge, Speichel und Schleimhaut sind für das Kauen, Schmecken, Schlucken und Betasten da. Diese Arbeit jeder einzelnen Komponente beeinflusst die Gesamtstruktur ähnlich wie bei einer Inklusion. Dieser Begriff wird derzeit in der Soziologie verwendet, wo Inklusion und Integration nicht genau voneinander abgegrenzt sind. Integration bedeutet beispielsweise, dass in kultureller, traditioneller oder religiöser Hinsicht andersartige Lebensweisen im besten Fall zu einem Miteinanderleben und Akzeptieren geführt werden. Die Inklusion ist hingegen ein neurobiologischer Begriff, der eine Form der Symbiose betrifft. Diese ist uns schon bei der Endosymbiose von Bakterium (Mitochondrium) und der Archäa begegnet, durch die beide Teile etwas Neues geschaffen haben, das effizienter ist, als wenn sie nur symbiotisch-integrativ (wie etwa Darmbakterien im Darm) nebeneinander leben würden. Auf die Mundhöhle übertragen bedeutet dies: Fällt eine Komponente aus, kann kein anderer Bestandteil dessen Funktion perfekt übernehmen. Der Kompromiss, der dann gefunden wird und werden muss, beinhaltet einen Mangel, der in der Summe zu Krankheiten führen kann. Sehen wir uns nun die verschiedenen Komponenten dieses Zusammenspiels genauer an.

Zähne

Anhand der Zähne wird die Aufgabenverteilung im Mund sehr deutlich. Die hintersten Zähne, die Molaren (wörtlich „Mahlzähne") oder Backenzähne, stützen die Kieferbasen in der vertikalen Ebene ab und schützen dadurch das Kiefergelenk, die Schneide- und die kleinen Backenzähne. Sie sorgen dafür, dass die Zähne weiter vorne keinen zu festen Kaudruck abbekommen, sind Spezialisten fürs Zerkleinern der Nahrung. Sie sind auch richtungsweisend für den Unterkiefer und bestimmen, wie die

Kaubewegung aussehen soll. Das ist mit die wichtigste Funktion gerade bei Menschen, die die Zähne öfter als nötig zusammenbeißen, etwa Sportler oder Musiker mit Stress oder Ärger: Die hinteren Zähne entlasten das Kiefergelenk von zu starkem Druck und stützen die Zahnreihen gegenüber dem Kiefergelenk ab. So wird verhindert, dass Letzteres Schaden nimmt, was schwerwiegende Folgen hätte.

Fehlen diese Seitenzähne, werden das Kiefergelenk und die weiteren Zähne vorne fehlbelastet. Dies wird vom Körper meist nur indirekt wahrgenommen wie zum Beispiel dadurch, dass sich Zähne schneller lockern oder Schmerzen, ausgehend von Kiefergelenk oder Halswirbelsäule, auf den Körper weitergeleitet werden. Die Aufgaben der Seitenzähne kann daher keine andere Komponente übernehmen.

Direkt vor den großen Molaren gibt es in jedem Quadranten – von oben links im Uhrzeigersinn bis unten rechts – je zwei Prämolaren, rechts und links, oben und unten, die eine ähnliche Funktion für das Kauen haben wie ihre großen hinteren Nachbarn. Sie haben allerdings auch die Aufgabe, dass die Zähne beim Kauen nicht zu weit nach vorne und hinten gelangen. Das schont die Schneidezähne und stellt auch sicher, dass der Unterkiefer beim Kauen nicht nach hinten ins Kiefergelenk abrutscht. Die Prämolaren werden funktionell schon dem vorderen Zahnbogen zugerechnet.

Die Lage des hinteren Zahnbogens bestimmt schließlich die Position der Zunge im Mundraum. Ist er zu schmal, wird sie verdrängt und kleiner; fehlen hingegen Zähne, nimmt sie an Masse zu. Die Größe der Zunge bestimmt die muskuläre Aktivität im Mundraum, für die die Zahnreihen richtungsweisend sind. Ist die Zunge zu groß, schiebt sie die Zahnreihen nach außen oder lässt den Mund aufklaffen (wie etwa bei Trisomie 21). Ist die Zunge zu klein, drücken die Wangenmuskeln die Zahnreihen nach innen. Es bedarf eines Kräftegleichgewichts, welches immer das Grundprinzip biologischer Kybernetik ist.

Meridianbezüge von Zähnen

Akupunkturmeridiane, eine Behandlungsgrundlage in der Traditionellen Chinesischen Medizin, sind die ältesten bekannten Informationswege im Menschen. Die unsichtbaren Leitbahnen ziehen sich durch den ganzen Körper und haben Beziehungen zu den Organen und den Zähnen beziehungsweise den Zahnpositionen. Alles ist miteinander verbunden oder verschränkt. Liegt ein Störfeld auf einem Meridian, etwa eine Wurzelentzündung, ein schlecht wurzelgefüllter Zahn, eine Zyste, eine Operationsnarbe etc., kann der Energiefluss gestört sein und in anderen Körperbereichen Beschwerden verursachen.

So wird verständlich, warum ein Zahn Auswirkungen zum Beispiel in Form von Rückenschmerzen auf die Wirbelsäule haben kann, obwohl diese eigentlich physiologisch gesund ist. Das Gleiche gilt beispielsweise für Herz und Leber. Eine Störung im Gebiss führt zu Erkrankungen und meridianspezifischen Symptomen. Allergien und chronische Bronchitis, Asthma und Neurodermitis hängen oft mit einer Störung des Lungen- und des Dickdarmmeridians zusammen (die Zähne 36 und 46 sind meistens die ersten Zähne, die gefüllt oder wurzelbehandelt werden).

Nieren- und Blasenprobleme haben Beziehungen zu den Frontzähnen, Leber- und Gallenprobleme zu den Eckzähnen. Die Eckzähne heißen im Volksmund auch „Augenzähne". Im Meridianverlauf wird deutlich, woran das liegt.

Bezüge zwischen Zähnen und Organen

Bei paarigen Organen wie Nieren, Lungen, Augen, Ohren, Brüsten und Gelenken (Hüfte, Knie, Hand, Fuß) stehen immer Zähne und Organe der gleichen Körperseite zueinander in Bezug. (Diagramm rechte Seite: modifiziert nach Dr. Voll und Dr. Kramer)

Linker Oberkiefer

Weisheitszahn	Großer Backenzahn	Kleiner Backenzahn	Eckzahn	Schneidezahn
Dünndarm, Herz	Magen, Bauchspeicheldrüse, Dickdarm	Lunge, Zwölffingerdarm	Magen, Leber, Gallenblase	Blase, Niere, Schilddrüse
zentrales Nervensystem, Ohr, Brustwirbelsäule, Schulter, Hand	Abwehrsystem (Nr. 27), Brust, Brustwirbelsäule, Knie	Hals-/Brustwirbelsäule, Hand, Fuß (Nr. 24)	Gehirn, Auge, Hals-/Brustwirbelsäule, Hüfte	Gehirn, Hals-/Lendenwirbelsäule, Knie
28	27 26	25 24	23	22 21

Linker Unterkiefer

Weisheitszahn	Großer Backenzahn	Kleiner Backenzahn	Eckzahn	Schneidezahn
38	37 36	35 34	33	32 31
Herz, Galle	Magen, Milz, Dünndarm (Nr. 37)	Lunge, Dickdarm	Magen, Leber, Gallenblase	Blase, Nebenniere
peripheres Nervensystem, Ohr, Schulter, Hals-/Lendenwirbelsäule	Brust, Brustwirbelsäule, Knie (Nr. 36)	Abwehrsystem (Nr. 34), Brustwirbelsäule, Schulter, Hand, Fuß	Auge, Hals-/Brustwirbelsäule, Hüfte, Knie	Brust-/Lendenwirbelsäule, Fuß

Rechter Oberkiefer

Weisheitszahn	Großer Backenzahn	Kleiner Backenzahn	Eckzahn	Schneidezahn
Dünndarm, Herz	Magen, Dickdarm, Nebenschilddrüse (Nr. 16)	Lunge, Zwölffingerdarm	Magen, Leber, Gallenblase	Blase, Niere, Schilddrüse
Nervensystem, Ohr, Lendenwirbelsäule, Schulter, Hand	Abwehrsystem (Nr. 17), Brust, Brustwirbelsäule, Knie	Hals-/Brustwirbelsäule, Hand, Fuß (Nr. 14)	Auge, Hals/Brustwirbelsäule, Hüfte	Gehirn, Hals-/Lendenwirbelsäule, Knie
18	17 16	15 14	13	12 11

Rechter Unterkiefer

Weisheitszahn	Großer Backenzahn	Kleiner Backenzahn	Eckzahn	Schneidezahn
48	47 46	45 44	43	42 41
Herz, Mastdarm	Magen, Zwölffingerdarm (Nr. 46), Milz (Nr. 46), Darm (Nr. 47)	Lunge, Dickdarm	Magen, Leber, Gallenblase	Blase, Nebenniere
peripheres Nervensystem, Ohr, Halswirbelsäule, Schulter	Brust, Brust-/Lendenwirbelsäule, Knie	Abwehrsystem (Nr. 44), Brust, Brustwirbelsäule, Schulter, Hand, Fuß	Auge, Hals-/Brustwirbelsäule, Hüfte, Knie	Brust-/Lendenwirbelsäule, Fuß

Kommen wir zu den Schneidezähnen: Beim Kauen spielen diese keine wichtige Rolle. Ganz im Gegenteil; die Prämolaren sollen ja sicherstellen, dass sie beim Kauen nicht überlastet werden. Die Schneidezähne sind wie die Lippen feinfühlige Tastorgane. Sie dienen der Kontrolle, wie die Nahrung beschaffen ist, und natürlich zum Abbeißen und Portionieren. Müssten wir alles abbeißen, was wir zu uns nehmen, würden wir sicherlich kleinere Portionen in den Mund bekommen, als wenn wir uns das Essen mit Löffel und Gabel in den Mund schaufeln. Das Abbeißen würde die aufgenommene Nahrungsmenge wohl erheblich reduzieren.

Neben der Tastfunktion kommt den Schneidezähnen abgesehen vom Beißen und Kauen die Aufgabe zu, die Lage des Unterkiefers zu definieren und in der Bewegung zu führen.

Eine weitere Aufgabe ist die Abstützung der Lippen, die – in Zusammenarbeit mit Zunge und Schlund – das artikulierte Sprechen ermöglicht. Ohne Schneidezähne kann man zwar auch sprechen, aber nur sehr undeutlich.

Zähne und Lippen stellen ein ästhetisches Stilmittel im Mienenspiel des Gesichts dar. So haben die Schneidezähne eine symbolhafte Wirkung auf das Gegenüber. Wichtige „Hingucker" sind die Eckzähne. Die Reifungsperiode (Pubertät), also der Eintritt in die Gesellschaft außerhalb der vertrauten Familie und der Beginn der Außenwirkung dort, geht oft einher mit dem Durchbruch der Eckzähne. Diese soziale Symbolwirkung soll uns dann lebenslang begleiten. Der Eckzahn ist nicht nur für die Psyche eine Leitfigur, er hat als „Führungspersönlichkeit" eine Schlüsselstellung in der Frontzahnregion. Die Frontzähne allgemein schützen das System Zähne (protektiv), vermitteln Selbstwahrnehmung (propriozeptiv) und wirken kommunikativ in Sprache, Aussehen und Auftreten im sozialen Umfeld.

Sie sehen: Jeder Zahn hat seine Aufgabe, und das Fehlen eines einzelnen kann nicht wirklich ausgeglichen werden. Wo dies getan werden muss, kommt es immer zu einem Kompromiss.

Special: **Hilfen aus der NAM-Zahnheilkunde**

Nachts im Schlaf überprüft der Körper etwa 20-mal Lage und Zustand der Zähne, ohne dass wir dies merken. Das Hirn fragt: „Oberer erster linker Backenzahn, bist du da? Der antwortet: „Ja." – „Geht's dir gut?" – „ Ja." Dann geht es weiter: „Oberer rechter erster Backenzahn, bist du auch da?" Der: „Ja." So geht das, bis alle abgehakt sind. Auch das ist ein Beleg dafür, wie wichtig die Mund- verglichen mit anderen Körperregionen ist. Das Hirn ist auf Signale angewiesen, die der Zahn weitergibt, indem er durch den Kaudruck die Knochentrabekel (Bälkchen aus Knochengewebe im Inneren der Knochen) auslenkt, die Knochenbereiche in Schwingung versetzt und dadurch ein sogenanntes piezoelektronisches Signal, vergleichbar einem kleinen Magnetfeld, erzeugt.

Eine zweite Signalkette läuft parallel über die PDL-Zellen (spezialisierte Zellen, sogenannte Fibrozyten des Zahnhalte- apparats). Was für ein Aufwand! Aus der Neurobiologie wissen wir: Geht ein Zahn verloren, verkümmern die Verbindungen und die dafür verantwortlichen Hirnareale (zum Beispiel im Hippocampus, dem Erinnerungszentrum).

Die Piezoelektrik der Trabekel ist entscheidend dafür, dass ein Implantat ähnliche Signale wie ein Zahn ans Gehirn weiter- leiten kann. Wenn das Implantatmaterial aber härter ist als der Zahn, wie es bei Titan und Keramik der Fall ist, wird diese schwingende Druckübertragung gestört. Es kommt zu unge- bremsten Kraftübertragungen, die ungehindert auf den Kie- ferknochen einwirken. Der Kaureiz bei einem harten Implan- tat dient nicht der Aktivierung der Verbindung zwischen Zahn und Gehirn. Dieses wirkt eher störend und erzeugt einen weiteren Kaureiz. So ist es verständlich, dass zu hartes Implan- tatmaterial dazu führt, dass die Betroffenen damit beginnen, härter zu beißen und mit den Zähnen zu knirschen.

Vor diesem Hintergrund müssen wir neurobiologische Erkenntnisse in die Zahnheilkunde zu integrieren lernen und das Kauorgan weniger nur als Kauwerkzeug denn vielmehr als neuronale Schalt- und Kommunikationszentrale verstehen. Damit ändert sich auch das mechanische Verständnis über die Funktion und den funktionellen Inhalt der Mundhöhle. Aus neurobiologischer Sicht sind die Zähne zwar zum Zerkauen der Nahrung da, haben aber auch die Aufgabe, mit dem Gehirn zu kommunizieren.

Aus der Integration der Neurobiologie in die Zahnmedizin haben wir das biomimetische Konzept der NAM-ZahnHeilkunde aufgebaut. Das Wissen um das Zusammenspiel von mechanischen und neurobiologischen Funktionen der Mundregion hat zur Entwicklung einer Schiene geführt, der „NAM-Schiene", die vor allem im Leistungssport hilfreich ist. Sie optimiert die Fähigkeiten der Sportler und dient zur Verbesserung der Autoregulation. Der Sportler ist in der Leistungsphase mehr „bei sich". Skifahrer empfinden das Tragen der Schiene so, „als hätten sie mehr Zeit", was für gesteigerte Konzentrationsfähigkeit spricht. Fußballer berichten von verbesserter Spielfertigkeit, was für eine optimierte Koordination spricht.

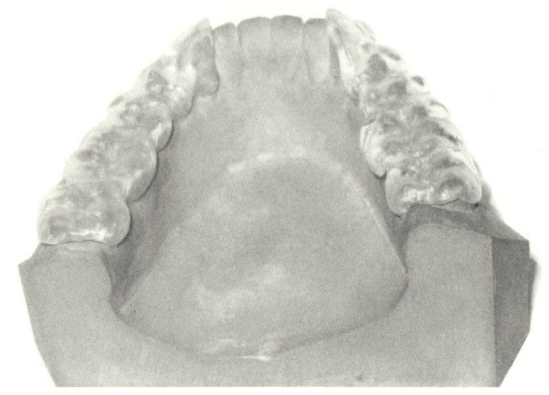

NAM-Schiene

Mund und Zähne: die kindliche Entwicklung

Die orale Region steht im Fokus der frühkindlichen Entwicklung. Für die Entwicklung eines Kindes spielt die Mundhöhle schon vor der Geburt eine entscheidende Rolle, und daraus resultieren Folgen für das spätere Leben. Werfen wir einen Blick auf die Entwicklung von Mund und Zähnen beim Ungeborenen.

Start im Mutterleib

Die Entwicklung der Gesichtsregion beginnt extrem früh, nämlich bereits ab dem 29. Tag nach der Befruchtung der Eizelle. Schon am 30. Tag (Carnegie-Stadium) entsteht die Mundhöhle. Die Zahnentwicklung beginnt ab dem 44. Tag. Im Unter- und Oberkiefer wachsen je zehn rundliche Zahnknospen, die Anlage der Milchzähne. Etwas später (ca. in der 16. Woche) bilden sich darunter kleine Aussprossungen. Dies sind die frühen Anlagen der 32 bleibenden Zähne.

Ab der 12. Woche schluckt der Fötus Fruchtwasser und kann vermutlich Stoffe aus den Nahrungsmitteln schmecken, welche die Mutter zu sich nimmt. Dabei schluckt er in diesem Stadium bereits mehr, wenn es etwas Süßes ist.[5] Die mütterliche Ernährung spielt also eine Rolle für die frühkindliche Prägung.

Der Fötus nimmt als erste Geschmacksrichtung süß wahr, was bedeutet, dass häufiges süßes Essen der Mutter eine erste „Süßprägung" für das Kind bedeuten kann. Dies ist eine Vorbereitung des kindlichen Stoffwechsels auf das Nahrungsangebot nach der Geburt. Das zeigt sich, wenn die Mutter nach der Geburt ihre Essgewohnheiten ändert. Dann ergeben sich oft Schwierigkeiten beim Stillen, da sich auch der Geruch der Mutter und der Geschmack der Milch ändern.

Das Kind lernt schon im Mutterleib zu schmecken und zu riechen und wird durch das Angebot der Mutter konditioniert. Diese Tatsache fügt der wichtigen Rolle der Ernährung der Mutter während der Schwangerschaft einen bedeutenden Aspekt hinzu.

Ab der 8. Woche beginnt der Tastsinn zu reifen. Die erste taktile Wahrnehmung hat der Fötus an den Lippen. Für die Entwicklung und die spätere Plastizität des Gehirns ist diese Taktilität sehr wichtig. Die Tastreize erzeugen Informationen, die Impulse für die weitere Hirnreifung darstellen.

Auch nach der Geburt werden neuronale Reize für die Hirnplastizität von großer Wichtigkeit sein. Taktile Reize werden das Wachstum spezieller Strukturen formen. So steuert die Berührung der Zunge am Gaumen dessen Wachstum.

Der Zusammenhang zwischen oraler Wahrnehmung und neuronaler Entwicklung ist sehr bedeutend. Die früheste Wahrnehmung findet im Gesicht statt. Von dort stammen die Signale, die als erste Reize im Gehirn verarbeitet werden. Die Entwicklung des Mundes und die des Gehirns bedingen einander und stehen in engerem Zusammenhang als die Entwicklung anderer Körperregionen.

Ab der 10. Schwangerschaftswoche berührt der Fötus mit seinen Händen sein Gesicht. Erst ab der 14. Woche wird er Berührungen an weiteren Stellen des Körpers wahrnehmen. Diese früheste Taktilität und Wahrnehmung der Lippen sowie der Oralregion (spätere Feinsttaktilität der Zähne) spielt auch beim erwachsenen Menschen eine bedeutende Rolle.

Erst ab der 22. bis 24. Woche reagiert das ungeborene Kind auf Geräusche, besonders auf niederfrequenten Schall, also tiefe Töne. Die Umgebung im Uterus muss man sich als relativ laut vorstellen. Der Fötus kann bereits zwischen verschiedenen Stimmen und Stimmgeräuschen unterscheiden und lernt dadurch die Stimme der Mutter kennen. Dialekte und Sprachen werden intrauterin (in der Gebärmutter) geprägt.[6] Die auditiven Reize sind neben den oraltaktilen die maßgeblichen Impulse für die Hirnentwicklung.

Der einzige Sinn, der kaum im Bauch der Mutter stimuliert wird, ist das Sehen, da in unseren Breiten die Kleidung der Mutter das Licht fernhält. Lichtreize könnten sonst aber vom Ungeborenen durchaus wahrgenommen werden.

Mund und Zähne der Babys und Kleinkinder

Dass wir als Kleinkinder uns selbst und die Welt zunächst mit dem Mund kennenlernen, ergibt sich aus der Entwicklungsgeschichte und der physiologischen Frühgeburtlichkeit des Menschen. Im Vergleich mit vielen anderen Säugetieren kommen Menschenkinder relativ unentwickelt zur Welt und bedürfen einer längeren Brutpflege; das heißt, wir sind Nesthocker. Es ist sehr bezeichnend für uns, dass wir über Jahre eine orale Phase durchleben. Diese tritt allmählich in den Hintergrund und wird von anderen Phasen überlagert, aber ihre zentrale Rolle in den wichtigsten, prägendsten Monaten unseres Lebens hinterlässt in uns ein archaisches Grundmuster, das uns nie wieder verlassen wird.

Das ist etwas Paradoxes an uns großhirngesteuerten Kulturwesen gegenüber (anderen) Tieren, die solche archaischen Verhaltensmuster noch im Ei oder im Bauch der Mutter durchlebt haben: Wir sind zu früh „geschlüpft" und haben deshalb noch als Erwachsene Prägungen, die urwüchsiger sind als bei unseren erwachsenen tierischen Verwandten.

Orale Reize sind wichtig für die Hirnplastizität und bleiben unser ganzes Leben lang. Nach der Geburt findet beim Neugeborenen die Hirnaktivität vorwiegend in subkortikalen Strukturen statt. Diese Regionen sind für die typischen Reflexe der Neugeborenen verantwortlich und sichern den Grundbestand zum Überleben: Geruchssinn, Geschmackssinn, Gehör, Schluck- und Klammerreflex. Die Mundhöhle bildet das Zentrum.

In den ersten Monaten kann ein Baby noch nicht viel sehen. Die Umwelt wird mit dem und durch den Mund gefühlt, gehört, geschmeckt, gerochen. Die Hände sind dabei ausschließlich zum Greifen da, noch nicht zum Wahrnehmen. Genau diese sinnlichen Basiserfahrungen spielen später eine Hauptrolle bei Emotionen, Sex, Empathie usw.

Mundhöhle – Ort der Emotionen

Unsere Mundhöhle ist der Ort der emotionalen Wahrnehmung, die uns lebenslang begleitet. In die Grundmuster des Fühlens sollten wir bisweilen zurückkehren, um in unserer angeborenen Natürlichkeit zu bleiben.

Erst mit zwei bis drei Monaten werden die verschiedenen Regionen der an Nervenzellen reichen Großhirnrinde aktiver, besonders das Areal, das die visuelle Wahrnehmung kontrolliert. Nach sechs bis acht Monaten beginnt der Zuckerverbrauch im Frontallappen anzusteigen. Das Gehirn ist immer auf eine ausreichende Versorgung mit Glukose angewiesen. Jetzt wäre ein Zufüttern zur Muttermilch metabolisch sinnvoll, ist aber nicht notwendig. Aus Stoffwechselsicht wäre der erste Zahndurchbruch beim Baby kein Grund, weniger zu stillen. Das Problematische sind die schmerzhaften Bisse in die Mutterbrust.

Der Glukoseverbrauch im Hirn steigt in der Kindheit an und erreicht seine Spitze je nach Hirnregion mit vier bis sieben Lebensjahren. Er ist etwa doppelt so hoch wie bei Erwachsenen. Glukoseverbrauch bedeutet aber nicht drohenden Glukosemangel. Deshalb ist es nicht sinnvoll, aufgrund des Mehrbedarfs Glukose oder zuckerhaltige Nahrung zuzufüttern. Der Körper stellt aus Eiweißstoffen selbst Glukose her. Der Stoffwechsel eines Kindes tut sich leichter damit, Muttermilch und nach einiger Zeit eine Mischkost aus Muttermilch und einer vernünftigen Erwachsenenkost zu bekommen.

Kinder haben keinen wesentlich anderen Stoffwechsel als Erwachsene. Sie können schon sehr früh das mitessen, was Erwachsene essen (sollten). Leider findet man in den Restaurants häufig eine eigene Kinderkarte, die ernährungsphysiologisch noch fürchterlicher ist als das, was für die Erwachsenen gekocht wird.

An Kindern kann man oft ein natürliches und für dieses Alter gesundes Essverhalten studieren: Sie verlangen nach kleineren Mengen, diese dafür öfter und je nach Art der Nahrung recht unregelmäßig. Kinder neigen intuitiv zur Trennkost. Es ist schade, wenn Eltern den Kindern mit Gewalt eine einseitige und monotone Ernährungsweise anerziehen: Iss deinen Teller leer …

Sich richtig ernähren statt feste putzen

Die Mundhygiene bei Kindern wird überbewertet. Würden sich Eltern ähnlich viele Gedanken darüber machen, wie sie ihre Kinder gesünder ernähren, wäre das Zähneputzen nicht so präsent. Wir müssen uns immer wieder vor Augen führen, dass erst unsere derzeitige Ernährung es nötig gemacht hat, dass wir uns die Zähne putzen. Und selbst durch das Putzen kann man nicht das ausgleichen, was die Fehlernährung zerstört. Leider sehen wir in der Praxis sehr wenige Kindergebisse ohne Karies.

In den ersten Monaten, besonders bei Stillkindern, ist Putzen überflüssig und nur eine Belastung für das Kind. Mit dem ersten Zahndurchbruch in den ersten sechs Lebensmonaten ist der Spülspeichel noch so aktiv, dass eine Kariesbesiedelung bei einigermaßen ausgewogener Ernährung relativ unwahrscheinlich ist. Ab da sollte der Zahnarzt entscheiden, zu welcher Risikogruppe das Kind gehören könnte, um das Putzverhalten zwanglos zu schulen. Fluoride sind aufgrund ihrer Toxizität nicht zu verwenden.

Brust und Schnuller

Die Ernährung des Säuglings wird immer noch sehr unterschiedlich diskutiert. Aus zahnärztlicher Sicht stellen das Trinken an der Brust und der Gebrauch von Schnullern kein Risiko für die Zahn- und Kieferentwicklung dar. Sollte es zu Missbildungen kommen, hat das in der Regel andere Gründe. Beim Gebrauch von Schnullern und Saugern aus Kunststoff sollte auf eine möglichst geringe Toxin-Emission geachtet werden (BPA/Bisphenol A). Das Gleiche gilt für die Verwendung von Babyflaschen. Seit Juni 2011 sind Babyflaschen mit BPA in der EU verboten.

Das Saugen an der Brust hat für das Kind viele Vorteile. Es ist anstrengend, der Säugling muss sich um die Milch bemühen und trainiert dadurch die Strukturen des Mundraumes. Der Saugvorgang ist auch wichtig für die Hirnentwicklung. Gleichzeitig beruhigt das Saugen und schafft einen ausgeglichenen Hormonhaushalt. Einen besonders positiven Einfluss hat es auf die Zirbeldrüse (Epiphyse) und damit auf die Produktion des Schlafhormons Melatonin. Den Cocktail aus Tätigkeit, Befriedigung des Hungers und vielen Duftstoffen (Pheromonen) aus der Brust braucht das Menschlein, um glücklich zu sein. All das kann keine Flasche bieten. Bei Flaschenkindern kommt es zu Defizitreaktionen.

Stillen fördert deutlich die Gehirnentwicklung und dadurch die kognitive Leistungsfähigkeit. Es soll auch zu einer höheren Stressbelastbarkeit im späteren Leben führen.[7] Medizinischen Studien zufolge bringt die Muttermilch lebenslange Vorteile mit sich. So liegt bei gestillten Kindern die Wahrscheinlichkeit, einen sozialen und wirtschaftlichen Aufstieg gegenüber dem Status der Eltern zu erlangen, um 24 Prozent höher als bei nicht gestillten Kindern.[8] Stillkinder weisen eine um bis zu 30 Prozent bessere Entwicklung der weißen Gehirnsubstanz auf, weshalb Sprache, emotionale Funktionen und Wahrnehmung bei ihnen besser entwickelt sind.[9]

Die Muttermilch ist per se eine geniale Mischung.

Die Mutter kann und sollte sich für das Stillen viel Zeit nehmen. Dafür bekommt sie für sich selbst einen wichtigen Körperkontakt, der in unserer Zivilisation leider Mangelware ist. Kleinkinder waren darauf angelegt, dass sie immer von der Mutter mitgenommen werden, egal wie und wo. Ständige Verbindung

Das Saugen an der Brust hat für das Kind viele Vorteile.

und enger Körperkontakt wären das Optimum. Dieser natürliche Konnex fehlt heute häufig. Die Verwahrung in Kinderkrippen schon ab dem sechsten Lebensmonat oder früher löst nur für die Eltern ein Zeit- und damit oft Geldproblem.

Über die nonverbale und auch verbale Kommunikation während des Stillens werden unzählige Informationen und Gefühle ausgetauscht, was besonders für das Kind prägend ist. In Naturvölkern werden Kinder bis weit über das dritte Lebensjahr hinaus gestillt, wobei die reale Nahrungsaufnahme in diesem Alter schon sekundär ist und es vielmehr um den Kontakt zur Mutter geht.

Die Muttermilch ist per se eine geniale Mischung. Auch wenn sie die Toxine der Mutter enthält, ist sie sicher nicht mehr belastet als die beste Instant-Bio-Fertig-Anrühr-Packung oder Fertignahrung. Die Forschung hat eindeutig nachgewiesen, dass gestillte Kinder gesünder sind. Zu dem praktischen Vorzug, dass die Muttermilch laufend frisch verfügbar ist, kommt noch der Vorteil, dass sie passend vorgewärmt und optimal auf den Stoffwechsel des Kindes eingestellt ist. Und gratis ist sie auch noch.

Im Vergleich mit Kuhmilch, die es pasteurisiert (Vorsicht: Allergene) oder als Instantpulver gibt, hat die Muttermilch unzählige vorteilhafte Zusatzstoffe. Und sie ist nicht so süß, triggert das Kind also nicht in eine Süß-Konditionierung und daher in Richtung Zuckersucht. (Weil Babynahrung von Müttern und nicht von Kindern abgeschmeckt wird, ist sie immer viel zu süß!) Außerdem enthält sie mehr Laktose und ist daher nahrhafter. Ferner hat sie weniger Eiweiß als Kuhmilch und strapaziert daher die Nieren weniger.

Passend zu den im Mutterleib verabreichten Antikörpern der Klasse G (Immunglobuline G/IgGs), die zum körpereigenen Abwehrsystem gehören, kommen beim Stillen geeignete Immunglobuline der Klasse A (IgAs) zur besseren spezifischen Abwehr hinzu. Ferner bekommt das Kind zur allgemeinen Abwehr Enzyme wie Lysozym und Lipasen zur Fettverdauung, die die Gallentätigkeit anregen. Muttermilch enthält die Vitamine A, C, E, K und B. Der Gehalt von Vitamin D (hierzulande oft Mangelware) und Spurenelementen schwankt mit den jeweiligen Werten der Mutter. Besonders Vitamin A ist wichtig für die frühkindliche Bildung von Killerzellen aus Lymphozyten und die Bildung von Tregs (regulatorische T-Zellen) im Darm sowie in den angrenzenden Lymphknoten. So wird die antigene Relevanz von Fremdstoffen „erlernt".[10]

Muttermilch verursacht keine Karies. Die Wahrscheinlichkeit, dass sich das Kind bei Milchprodukten mit dem kariesbildenden Bakterium *Streptococcus mutans* ansteckt, ist über 99 Prozent! Wenn das Kind im Milchgebiss Karies bekommt, rührt das nicht von einer Infektion über die Mutter her, sondern von seiner Veranlagung (siehe auch ab Seite 157) und einer fehlerhaften Ernährung.

Ein Kind nicht zu küssen, um ein Infektionsrisiko zu vermeiden, wäre akademischer Blödsinn. Kinder müssen geküsst werden – je öfter, desto besser! Mit dem Speichel der Mutter bekommt das Kind ebenfalls Immunglobuline, aber auch Verdauungsenzyme wie auch das heiß begehrte Bindungs- und Kuschelhormon Oxytocin. Wichtig sind vor allem die Haptocorrine, die zusammen mit den *intrinsic factors* (Mediatorenstoffe) die Aufnahme von Vitamin B_{12} in Magen und Darm ermöglichen. Ferner sind zu nennen die Opiorphine, die schmerzstillend wirken und den Abbau körpereigener Belohnungsbotenstoffe (Opiate) hemmen.

Schnuller sollen ein Defizit an Kontakt und Ansprache ausgleichen und beruhigend wirken. Viele Kulturen kennen solche Instrumente nicht. Schreikinder sind ebenfalls eine hausgemachte Zivilisationserscheinung. Welchen Grund sollte ein Kind zum Schreien haben? Es ist auch für das Kind nur anstrengend und laut. Deshalb schreit ein Kind nur, wenn es etwas dringend braucht – dann allerdings so lange, bis es das bekommt.

Nimmt man dem Kind den Schnuller, nimmt man ihm mehr, als die Eltern erahnen können. Aus zahnärztlicher Sicht spielt das Schnullern keine Rolle. Sobald der funktionelle Reiz des Schnullers nicht mehr gebraucht wird, wird sich der vielleicht offene Biss schließen. Der Schnuller wird keine bleibenden Schäden hinterlassen. Bissanomalien haben einen anderen Hintergrund, sind genetisch oder strukturell, meist aber ernährungsbedingt. Bei meinen eigenen Kindern hat sich der schnullerbedingte offene Biss nach Abschaffung des Schnullers von selbst geschlossen. Das Kind sollte schnullern, solange es das braucht, und wird damit aufhören, wenn es genug hat.

Entwicklungshelfer Zunge

Beim Säugling ist die Zunge (siehe Seite 161) vor allem beim Stillen maßgeblich am Saugen beteiligt. Dieses ist wiederum wichtig für die Gehirnentwicklung. Stillen fördert die Koordinationsfähigkeit der Muskeln des orofazialen Systems (Mund und Gesicht) und dadurch der Muskulatur des gesamten Körpers. Wir in der NAM-ZahnHeilkunde machen uns zum Beispiel bei Leistungssportlern und bei Patienten mit Störungen im Gesicht dieses Zusammenspiel zunutze, indem wir durch Zungen- und Augenübungen die Koordination schulen (siehe ab Seite 222). Die Zunge ist im Schädel des wachsenden Babys ausschlaggebend für den Wachstumsreiz des Oberkiefers. Ein zu schmaler Kiefer ist immer mit einer falschen Lage der Zunge verbunden. Zungendruck und Lippendruck bestimmen später die Lage der Zahnreihen im Unter- und Oberkiefer.

Die Zahnentwicklung bis zum Erwachsenenalter

Die Durchblutung und der damit verbundene Sauerstoffverbrauch nehmen bis zum Schulalter zu und übersteigen die Werte von Erwachsenen bei Weitem. Frühkindliche Motilität, also aktive Bewegung, hilft, die Sauerstoffversorgung des Gehirns zu optimieren. Ab dem 15. Jahr ist eine konstant bleibende Durchblutungsrate erreicht. Zuckerkonsum vor dem 16. Lebensjahr ist daher als bedenklich einzuschätzen, da Zucker Insulinschwankungen verursacht und den Sauerstoffpartialdruck senkt, was für das unreife, wachsende Gehirn alles andere als förderlich ist.

Die Pubertät ist neurophysiologisch meist mit dem 21. Lebensjahr abgeschlossen. Bis zu diesem Zeitpunkt erzeugen Implementierungen, Missverständnisse und Auseinandersetzungen zwischen Heranwachsenden und Erwachsenen die typischen Spannungen. Nicht nur die Ernährung ist bis zu diesem Alter entscheidend, sondern auch die „soziale Nahrung", da die Hirnentwicklung eben erst ab dem 21. Lebensjahr abgeschlossen ist. Bis dahin haben wir es mit Kindern zu tun, auch wenn das schon erwachsene Äußere die unreife „Software" gut tarnt.

Wir wollen schöne Zähne zeigen, um gesund, stark und ein paar Jahre jünger zu wirken.

Ab dem 21. Lebensjahr ist die Phase der dynamischen Gehirnentwicklung so weit abgeschlossen, dass die kortikalen Areale (Hirnrinde) eine kognitive Aufgabenverteilung bewerkstelligen können. Nun sind die unterschiedlichen Hirnregionen im Gleichtakt. Die wichtige Rolle der Amygdala für die Emotionen geht auf die Regionen des frontalen und präfrontalen Kortex über. Erst jetzt sind nüchterne Planung und Ausführung, Prioritätensetzung, Abwägung und Konsequenz durch die Unterdrückung von Impulsen möglich. Die volle mentale und intellektuelle Leistungsfähigkeit des Erwachsenen ist also erst in diesem Alter gegeben.

Zähne als Symbol

Heute ist das ästhetische Bewusstsein für Zähne so stark wie noch nie. In der Vergangenheit war ein ästhetisches Bewusstsein ebenfalls vorhanden, es wurde nur durch die sich ändernde Ernährung getrübt. Eine Versorgung der zivilisatorisch bedingten Zahnschäden ist erst jetzt leicht und flächendeckender möglich.

Weil es wieder möglich ist, makellose Zähne im Mund zu haben, fordert die Gesellschaft das. Die Zähne zeigen eventuell den sozialen Unterschied, deswegen ist es so wichtig, dass unsere Kinder „gerade Zähne" haben.

Die Zähne sind eine Visitenkarte. So war es auch in der Tierwelt. Das Zähnefletschen gilt als Imponiergehabe, um zu zeigen, wie gesund und kräftig man ist, und um zu zeigen, was man im Mund trägt, um den anderen damit beißen zu können falls nötig. Dieses archaische Grundmuster haben wir übernommen. Wir wollen schöne Zähne zeigen, um gesund, stark und ein paar Jahre jünger zu wirken – auch wenn wir das alles nicht sind.

Die Symbolhaftigkeit geht so weit, dass derzeit diskutiert wird, ob sich psychische Belange auf die Zähne auswirken können und bisweilen deren Stellung verändern. Demnach würden Zahnstellungen psychische Grundmuster verdeutlichen und dem Gegenüber vermitteln. Hier handelt es sich nicht um erworbene Muster, sondern um strukturelle Besonderheiten. Ein Beispiel wäre die sogenannte Zuckerschnute. Laut dieser These wäre interessant, was geschieht, wenn familiäre Grundmuster kieferorthopädisch behandelt werden. Kommt es zu einer Lösung der Muster, ändert die neue Zahnstellung die Psyche des Kindes positiv? Positiv wird sich die Signalwirkung ändern, wenn im Gegensatz zur Familie die Fehlstellung behoben ist.

Für die Zahnmedizin, die mit der Mundregion das obere Ende oder den Beginn des Stoffwechsels behandelt, bedeutet das, dass Stoffe wie Alkohol, Koffein, Zucker und andere Drogen nicht vor dem 21. Lebensjahr konsumiert werden sollten – im Idealfall natürlich nie. All diese Stoffe haben entweder nur direkten Einfluss auf die Hirnentwicklung oder beeinträchtigen zusätzlich indirekt die Versorgung des Gehirns mit Sauerstoff und Nährstoffen. Besonders trifft dies auf übertriebenen Zuckerkonsum zu.

Der Geschlechtsdimorphismus (die Unterschiedlichkeit von Frauen und Männern in Körperbau und -ausstattung) ergibt sich zum Teil durch bestimmte Hormone, die die Eliminierung und Bildung von Neuronen und die Entwicklung der Gliazellen des Nervensystems beeinflussen, welche die Nervenzellen selbst stützen und elektrisch isolieren.

Hinsichtlich der Zahnform und Zahnschmelzfarbe gibt es keine geschlechtsspezifischen Unterschiede. Kulturhistorisch wirken größere mittlere Schneidezähne eher weiblich, stärkere Abrasionen derselben eher männlich. Zähne wirken wie die Visitenkarte eines Menschen, denn sie spiegeln die Lebensweise wider.

Kurz vor dem Einsetzen der Pubertät kommt es wieder zu einer Nervenzellvermehrung, insbesondere im Frontalhirn, und damit endet die frühe Kindheit. Dieser Entwicklungsschritt fällt meist zeitlich mit dem Durchbruch der Weisheitszähne zusammen. Man könnte fast meinen, dass das Erwachsenenalter erst mit den Weisheitszähnen erreicht ist.

Zunge

Die Taktilität (Berührungssensibilität) der Zähne und der Zunge bildet eine Kommunikationsmöglichkeit zwischen innen und außen. Nozizeption (Fremdwahrnehmung) und Propriozeption (Eigenwahrnehmung) werden durch die gleichen biologischen

Strukturen und nahezu durch die gleiche Weiterleitung über die Nerven bedient. Wichtig dabei ist der geringe taktile Druck bei der Wahrnehmung im Unterschied zu dem hohen Kaudruck, bei dem die Taktilität ausgeschaltet ist, wenn es mit Kraft zur Sache geht. Jeder kennt das, wenn man sich mit steinhartem Brot beinahe oder wirklich einen Zahn ausbeißt. Das ist derselbe Zahn, mit dem man zu einem anderen Zeitpunkt ein Haar im Mund erspürt hat. Langsam wird deutlich, dass unsere Mundhöhle ein Multifunktionsorgan ist, bei dem das eigentliche Kauen und Nahrung-Zerkleinern eine immer unwichtigere biologische Funktion einnimmt. Tatsächlich handelt es sich bei der Mundhöhle um einen Kommunikationsknotenpunkt.

So hat der Einsatz der Zähne sowohl für die Gehirnentwicklung als auch für die Aufrechterhaltung der Hirnaktivität eine wichtige Funktion. Diese Erkenntnis hat dazu geführt, dass heute sogar in Pflegeheimen Kaugummis an die Senioren verteilt werden, um die Aktivität der Steuerzentrale im Kopf zu trainieren. In Studien konnte außerdem gezeigt werden, dass die Lage der Zunge (in Abstützung an den Schneidezähnen), speziell auf unsicherem Grund, entscheidend zur Körperstabilisierung und zur Gleichgewichtsfindung beiträgt.[11]

Riskante Sache: Zungenpiercing

Manch eine(r) versucht, durch ein Piercing seine Zunge ästhetisch aufzuwerten, was aber medizinisch leider eher schadet. Der Piercing-Schmuck besteht meist aus minderwertigem Metall (Chrom-Molybdän-Stahl, manchmal sogar mit hochallergenem Nickelanteil), und das ständige Anschlagen der Metallkugeln an die Schneidezähne führt bisweilen zu Mikrofrakturen der Zahnhartsubstanz. Das erhöht die Karies- und/oder Bruchgefahr.

Die Zunge in der TCM

Unsere Zunge ist ein wichtiger Kommunikationsknotenpunkt. Dieser Aspekt wird in unserem Kulturkreis völlig vernachlässigt. In der Traditionellen Chinesischen Medizin (TCM) ist das anders; die Ärzte behandelten die Zähne üblicherweise gar nicht gesondert. Auch waren die Zusammenhänge zwischen den Zähnen und dem restlichen Körper unbekannt. Die TCM betont sonst die Bezüge zwischen Körperregionen und sieht sie im unsichtbaren Leitbahnsystem der Meridiane, auf denen die Akupunkturpunkte liegen. Die Zunge hingegen mit ihrer Farbe, ihrem Belag, ihrer Größe und Beweglichkeit war schon vor Jahrtausenden wie heute bei einem klassischen TCM-Therapeuten von zentraler diagnostischer Bedeutung. Auch der Zahnarzt, wenn er sich damit auskennt, kann per Zungendiagnostik auf Befindlichkeiten des Patienten schließen. Die Zunge als Kommunikationsort ist aber nicht nur das „Gesundheitstagblatt" des Körpers, sie dient neben den Zähnen und Lippen auch zum Betasten der Umwelt und der Nahrung.

Lippen und Zunge sind mit dem gleichen Typ Gewebe bedeckt wie die Genitalien.

Die Funktionen der Zunge

Die Zunge als Tastorgan erleben wir deutlich bei kleinen Kindern, die mit Mund, Zunge und Lippen die Welt zu erforschen beginnen. Diese orale Phase wird uns dann zivilisatorisch als ungehörig abgewöhnt, ist als menschliche Eigenheit aber bis ins hohe Alter durch die Verfeinerung im Kuss hoch geschätzt. Dabei unterscheidet sich ein auf die Lippen gehauchtes Küsschen signifikant vom Kuss schlechthin bis hin zum Zungenkuss, bei dem die Zunge das zentrale Empfindungselement ist. Es werden dabei mindestens 29 Muskeln (allein 17 in und um die Zunge) aktiv, und 5 von 12 Hirnnerven melden Vollzug!

Küssen ist menschlich

Nur der Homo sapiens sapiens küsst und genießt es. Die Münder aneinanderzupressen ist eine absolut menschliche Eigenheit und ein wichtiges Element der Kommunikation! Schon der erste Kuss kann zeigen, ob die Chance auf eine längere Beziehung besteht.

Beim Küssen werden nicht nur Keime ausgetauscht – was in manchen Fällen sicher ungesund ist –, sondern man überträgt auch viele Informationen, nicht zuletzt mittels des Speichels. Wichtiges Kriterium ist der Gesundheitszustand des anderen und ob dessen Gene in Kombination mit den eigenen zur Zeugung von potenziell gesundem Nachwuchs taugen könnten. Dieser „Datenabgleich" ist aber nicht alles. Das Belohnungshormon Dopamin ist dafür verantwortlich, dass uns Menschen Küssen Spaß macht und guttut. Auch das „Kuschelhormon" Oxytocin wird ausgetauscht, wobei die Frau die Gebende ist. Diese menschliche Eigenart katapultiert uns zurück zu den archaischen Bezügen unseres Körpers. Es zeigt uns – im Gegensatz zu anderen Säugetierarten –, welch wichtige und zentrale Stellung die Mundhöhle im Laufe der Evolution für uns Menschen eingenommen hat. Diese Schlüsselstellung zieht sich wie ein roter Faden durch unser Leben. Lippen und Zunge sind mit dem gleichen Typ Gewebe bedeckt wie die Genitalien. Sie nehmen in der sexuellen Empfindung und Interaktion also eine ganz ursprüngliche Rolle ein.

Die Zunge betastet nicht nur die Außenwelt sorgsam, sie hält auch den Innenraum des Mundes emsig sauber. Eine Aufgabe der Zunge ist es, Verunreinigungen der Zähne zu orten und zu beseitigen. Jeder weiß, wie versessen die Zunge darauf ist, störende Fremdkörper und Verschmutzungen zu beseitigen. Die Säuberung geht einher mit einer vermehrten Spülspeichelproduktion, die ausgelöst wird von den oft artistischen Zungenbewegungen bis in alle Ecken und Enden der Zahnreihen. Die Zahnsäuberung ist ein neuronales Feuerwerk, das den Sauerstoffpartialdruck im Gehirn steigen lässt. Und je mehr Sauerstoff im Kopf, umso besser kann man denken. Mit der Zunge kann man allerdings nicht nur hervorragend putzen, sie hilft auch sehr beim Schlucken. Dabei dichtet sie die Mundhöhle luftdicht ab, sodass sich ein Unterdruck (fachsprachlich: Donderscher Druck) bilden kann, der den Mundinhalt (oder Speisebolus) in die Speiseröhre saugt. Wie könnte ein Zirkusartist kopfüber trinken, wenn nicht durch den Sog die Schwerkraft überlistet würde!

Zurück zum Kommunikationsraum Mundhöhle, mit der man nicht nur küssen kann: Man kann auch Liebevolles sagen, flüstern und hauchen. Auch an der Sprachentwicklung und dem Sprechen hat die Zunge maßgeblichen Anteil. Etwa 20 verschiedene Zungenbewegungen sind je nach Sprachkreis erforderlich, um die Laute zu artikulieren. Besonders die Linguallaute (Zungenlaute) wie t, d, i, r, s, k, l usw. moduliert maßgeblich die Zunge. Wie und wo sich die Zunge im Mundraum positioniert, bestimmt den Klang der Vokale.

Neben lustigen Sprüchen ist auch die Lust am Schlemmen in aller Munde. Zum einen übernimmt je nach Speise und Kaukraft der Zähne die Zunge die Aufgabe der Zerkleinerung. Die Textur, also die Beschaffenheit eines Gerichts, wird dabei erst einmal abgetastet. Das Ergebnis führt zu der Entscheidung, was wo mit welchem Kaudruck zu zerkleinern ist. Je nach Kaufähigkeit zerdrückt die Zunge weiche Bestandteile am Gaumen zu Brei und portioniert sie. Sie prüft schließlich, ob die zu schluckende Nahrung Schlund und Speiseröhre wird passieren können, und gibt sie danach zum Schlucken frei.

> *Die Zunge kann alle fünf Grundgeschmacksrichtungen schmecken.*

Die Zerkleinerungsprozedur hat zusätzlich einen entscheidenden Lustaspekt: den Geschmack. Zwar kommt der Hauptgenuss eines Essens wie auch eines Getränks durch das Riechen zustande, die Zunge ist aber zusätzlich mit Geschmacksknospen ausgestattet, die selbstständig Geschmacksqualitäten melden können. Ein Neugeborenes ist auf den Grundgeschmack und den von ihm bevorzugten Genuss der Muttermilch geeicht – mit vorgeprägten Eigenheiten je nach der Ernährung der Mutter in der Schwangerschaft und nach der Geburt. Der Geschmackssinn und dessen Sensorik nehmen im Laufe des Lebens stetig ab, da sich die Geschmacksknospen immer langsamer regenerieren.

Die Zunge kann alle fünf Grundgeschmacksrichtungen – süß, sauer, scharf, salzig und bitter – schmecken und direkte mimische Reaktionen hervorrufen. Derzeit sind vier Zentren des Geschmacks (süß, salzig, umami, bitter) als „Hotspots" auf der Großhirnrinde bekannt. Die Geschmacksrichtungen sauer und scharf sind eigentlich Schmerzempfindungen und fehlen hier, da Schmerz keine direkte Zuordnung kennt und vorwiegend von der Erfahrung geprägt ist. Je nach den Inhaltsstoffen der Muttermilch wird das Schmecken von Eiweiß (herzhaft: umami, natriumsalzig) und Fett vermutet. Allein für die Fette sind drei fettspaltende Enzyme bekannt, weshalb die Zahl der wahrnehmbaren weiteren Geschmacksgruppen und -untergruppen ständig steigt.

In der Diskussion steht bis dato die Wahrnehmung der Geschmacksrichtungen alkalisch und metallisch. Metallisch ist gerade für uns moderne Menschen mit einer wachsenden Kontamination der Umwelt mit Metallen von Bedeutung. Gerade nach einer Entfernung von Metallen aus der Mundhöhle sind bisweilen solche metallischen Geschmacksempfindungen zu beobachten, die meist nach einer gewissen Zeit vergehen. Geschmacksirritationen können aber auch von einer Problematik der Halswirbelsäule (HWS, siehe Seite 154) ausgehen und sich auf die Mundhöhle projizieren. Bei solchen Projektionen sind auch salzig und bitter bekannt.

Sehr wichtig ist neben dem Fühlen der Textur die Wahrnehmung der Temperatur dessen, was man in den Mund nimmt. Die Wärmeempfindung bildet ein hedonistisches Grundmuster der oralen Befriedigung und ist eine Urerfahrung aus frühester Kindheit. Sie dient als Taktilitätsreiz ein Leben lang als Anker (Erinnerer), der urtümliche Muster der Urbeziehung, der Geborgenheit und alles dessen abrufbar macht, was wir als lustvoll und schön empfinden.

Zunge, Nervengeflecht, Immunsystem

Der engen Koppelung dieser Archetypen entspricht ihre Verschaltung im Gehirn. Die Signale der Geschmacksempfindung laufen durch die Nerven *N. facialis, N. glossopharyngeus* und *N. vagus* über den *Nucleus solitarius* in der *Medulla oblongata* (verlängertes Mark im Hirnstamm). Von dort läuft eine zweite Leitung in zwei Richtungen. Die eine fasst die Geschmacksempfindung zusammen, die andere führt mit dem *Lemniscus medialis* in den *Thalamus* im

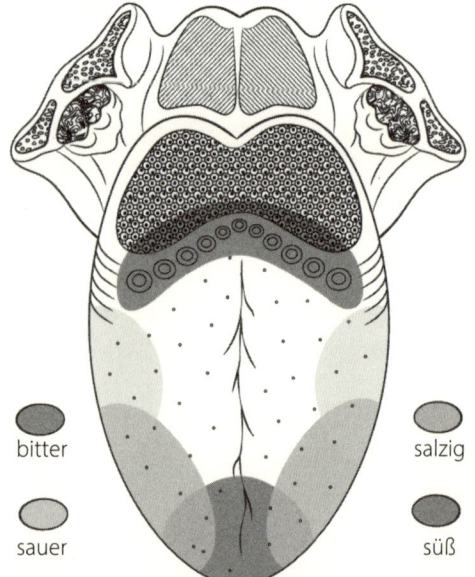

Verschiedene Geschmacksrichtungen werden in unterschiedlichen Regionen der Zunge wahrgenommen.

bitter

salzig

sauer

süß

Zwischenhirn. Der *Lemniscus medialis* ist die zentrale Bahn, in der Tastschärfe und Tastsensibilität zusammengetragen werden, aber auch die „allgemeinen somatischen Afferenzen" (ASA) zusammenlaufen, worunter man Impulse von der Haut, den Muskelspindeln und Rezeptoren in Bändern und Gelenkkapseln versteht. Geradezu atemberaubend sind die komplexe Verschaltung unterschiedlicher Hirnareale und die Vernetzungen der Zunge mit entfernt liegenden Bereichen wie Herz, Augen, Gleichgewichtsorgan, Verdauungssystem, Geschlechtsorganen, Frontalhirn usw.

Diese Reizverschaltung entsteht in einer Entwicklungsphase des Neugeborenen, in der die Sinnesempfindungen am Rumpf besonders wichtig sind. Dies macht die zentrale und archaische Stellung der Mundhöhle ebenfalls deutlich. Hände und Füße werden zuerst mit dem Mund geortet und erforscht. Danach kann das Baby dann über die Definition von Hand und Fuß durch Berührung den Oberkörper entdecken. Erst wenn das stattgefunden hat, können Hemmungen eingebaut werden, die Eigenberührungen von Berührungen durch andere unterscheidbar machen. Diese Differenzierung findet aber in Mund und Genitalien zeitlebens nicht statt, weshalb die orale Befriedigung durch Essen und anderes eine so bedeutende archaische Wertigkeit hat und so schwer zu therapieren ist (dazu gehören Fresssucht, Zuckersucht, Anorexie, Rauchen, Alkoholmissbrauch etc.). Sie wird zeitlebens Archetypen abspielen lassen (siehe Seite 80).

Das dritte Neuron der afferenten Reizleitung verläuft weiter zu den Hirnregionen *Gyrus postcentralis* und *Insula*. Die Zwischenschritte der Reizleitung vom *Tractus solitarius* zum *Thalamus* (Geschmackswahrnehmung) und von dort aus weiter zur Großhirnrinde (Speicher) beziehungsweise zur *Insula* (Geschmacksqualität, Eigenwahrnehmung, Sucht) sind „Hotspots", die als Informationszentren Kommunikation über die vielfältigen Qualitäten zulassen und so kybernetische Bewertungen ermöglichen. Die einzelnen Geschmackswahrnehmungen sind demnach nach den Grundmustern süß/salzig/bitter/umami/fett wie auf einer Landkarte in den einzelnen Hotspots kartografiert.

Von dieser Ordnung ausgehend beginnt jeweils die Vernetzung auf mehreren Ebenen, aber auch dazwischen. Besonders wichtig ist der limbische Bezug der *Insula*. Im limbischen System oder Hirnareal werden die Emotionen vernetzt. Empathie, Lustempfinden, Triebe und Liebesleben haben dort ihren Kern. Es ist aber auch der Ort, wo Fehlprägungen zur Sucht führen können. Das zeigt, wie eng die Empfindung über den Mund mit fundamentalen Empfindungen wie Liebe und Lust verquickt sind und wie Dysfunktionen in beiden Bereichen einander im Leben bedingen und beeinflussen. Noch deutlicher wird dies, wenn wir den zweiten Weg der Nervenfasern betrachten: Hier entstehen Projektionen über das Brückenhirn hin zur *Amygdala* (Mandelkerne). Ab da beginnt in der Gehirnkommunikation die Amygdala mit all dem, was dort an Warnungen und Erlebnissen gespeichert ist, „mitzureden". Es folgt die Konditionierung: zum Beispiel Angst oder eine Sexualität, die auf traditionelle Funktionalität reduziert wurde und von deren eigentlichem Integrationscharakter wenig übrig geblieben ist.

Ebenso besteht die Verbindung zum *Hypothalamus* (vegetative Funktion, Nahrungsaufnahme, Tag-Nacht-Rhythmus und Sexualität) und zur *Striata terminalis* (Stress, Aktivität und Geschlechtsidentifikation) bis hin zum limbischen System (Triebe, Emotionen, Produktion von Belohnungs- und Wohlfühlnervenbotenstoffen wie Opioiden und Endorphinen).

Die Zunge als Vorposten des Lymphsystems

Die Genialität der Zunge wird gekrönt durch ein komplexes Geflecht von Schlauchleitungen am hinteren Zungenrücken, das einen Vorposten des Lymphsystems darstellt, das im ganzen Körper die Interzellulärsubstanz und das Immunsystem organisiert. Als Teil des sogenannten Waldeyrschen Rachenrings erstreckt sich auf der hinteren Zunge eine Frühwarneinheit des Immunsystems, das nicht immer auf Abwehr gepolt, sondern eher als Integrationssystem darauf bedacht ist, wie das fremde Außen in das gewohnte Innen einzubauen ist. Das Immunsystem definiert, was schadet, aber noch viel mehr, was der Körper gut gebrauchen kann.

Zungendetox

In unserer schadstoffbelasteten Welt brauchen wir auch die Zunge als Ausscheidungsorgan. Vor allem Patienten mit beeinträchtigter Ausscheidung durch Darm und Harnwege sind angewiesen auf eine gesteigerte Ausscheidung von Giftstoffen durch die Mundschleimhaut und die Zunge. Bevorzugt werden Metalle durch den Mund ausgeschieden. Die Säuberung der Zunge bei der Mundpflege wird immer wichtiger. Aus diesem Grund hat die NAM-ZahnHeilkunde ein Konzept entwickelt, um die „Entgiftungswege" im Mund sauber und frei zu halten.

Aus Asien und der Heilkunde des indischen Ayurveda stammt der Zungenschaber zur morgendlichen Zungenreinigung, den wir durch ein Läppchen (siehe Seite 186) ersetzt haben. Außerdem empfehlen wir die „Ölziehkur" (siehe ab Seite 188), die unter anderem der Entgiftung der gesäuberten Zunge sowie der Mundschleimhaut dient.

Kulturhistorisch nimmt die Zunge einen besonderen Rang ein. Als vorstehendes Organ wird sie ursprünglich dem männlichen Phallus gleichgesetzt. Diese Deutung entstammt den klassischen altindischen Schriften des Kamasutra. Bei den Ägyptern war der Phallus Symbol für den Mann an sich. Im Blutkult der Maya galten Zunge und Penis als besonders geheiligte Quellen.[12] In der Antike symbolisierte stellvertretend dazu das A (Alpha) das Phallische oder Männliche. Worte, die mit A beginnen, sind meist maskulin; solche, die auf A enden, sind meist feminin, also mit Weiblichkeit assoziiert.[13] Das phallisch-männliche A spiegelt sich in der christlich-patriarchalischen Religion im Buchstaben A als Sinnbild der Dreieinigkeit. Das matriarchalische Äquivalent ist der von der Philosophin Judith Butler 1994 in die Debatte geworfene „lesbische Phallus" oder auch das als weibliches Genital verstandene Symbol der Mandorla (Mandel).

Bei aller Lust kann die Zunge auch spiegeln, dass Stress durch Zungenpressen oder -beißen in der Mundhöhle verarbeitet wird. Abdrücke der Zähne am Zungenrand bieten einen Hinweis.

Ähnlich der Meridianbeziehung bestimmter Organe zu Zahngruppen gibt es vergleichbare Beziehungen zur Zunge. Auf und an der Zunge befinden sich Zonen, die energetisch-reflektorisch mit bestimmten Organen, Drüsen, Funktionen usw. in Verbindung stehen. Nicht nur in den Zähnen findet man reflektorische Gebiete, sondern auch auf der Zunge. Dank dieser sogenannten Zungen-Reflexzonen können ganzheitlich-therapeutische Maßnahmen daher auch auf dem Weg über die Zunge stattfinden.

Geruchswahrnehmungen werden wie Bilder im Gehirn abgelegt.

Zunge und Atmung

Die Zunge ist auch an unserer lebensnotwendigsten Aktivität maßgeblich beteiligt: an der Atmung. Veränderungen der Lage oder Beweglichkeit der Zunge können zu schwerwiegenden Atembeschwerden oder Atemkoordinationsstörungen führen. Die Lage von Unterkiefer und Zunge – wobei auch Übergewicht eine Rolle spielen kann – sind am Schnarchen und dessen bösem Bruder beteiligt, der Schlafapnoe. Diese liegt vor, wenn die Atemwege im Schlaf so verlegt sind, dass zeitweise Atemstillstand und daher Minderversorgung des Gehirns mit Sauerstoff eintreten.

Special: *retronasales Riechen*

Der Geruchssinn verschafft uns die einprägsamsten Erfahrungen: Durch sie kommen Vorstellungen, Emotionen, Erinnerungen, Bewusstsein, Sprache und auch Entscheidungen zustande. Wir Menschen verfügen dabei über eine Besonderheit. Von allen Säugetieren, die mit einer Nase ausgestattet sind, ist beim Menschen das sogenannte retrograde oder retronasale Riechen am stärksten ausgeprägt. Während uns das Geschmacksempfinden vererbt und gewissermaßen als Hardware mitgegeben wird, ist das retronasale Empfinden antrainiert und kreiert individuelle Geschmacksfelder. Wir unterscheiden den „frontalen Geruchssinn", der beim Einatmen angesprochen wird, vom „retronasalen", der beim Ausatmen arbeitet. Dass Geruchswahrnehmungen wie Bilder im Gehirn abgelegt werden, liegt an der Größe des menschlichen Gehirns und daran, dass wir Geruchsreize komplex verarbeiten können. Das hat den Menschen im Lauf der Evolution zum „Superriecher" gemacht.

Auch das Essen geschieht durch den Kopf, und die Wahrnehmung einer Speise bewirkt immer eine Reaktion im Gehirn. Dabei hat sich das frontale Riechen in Form des Schnupperns etabliert. Retrogrades Riechen als Ausdruck der Selbstwahrnehmung ist dagegen weniger verbreitet.

Die Geschmackswahrnehmung und damit die Einordnung einer Speise in bekömmlich oder unbekömmlich setzt sich zusammen aus Schmecken mit der Zunge, frontalem und retronasalem Riechen sowie Abtasten der Textur mit der Zunge. Das retrograde Riechen ist der einzige dieser Reize, der im Körper kreiert wird. Er setzt das Kauen voraus und dient dem Verdauen. Das erklärt, warum es bei einer für den Stoffwechsel ungünstigen Nahrungsauswahl (zum Beispiel zu zuckerreich), zu schnellem Essen, einer zu starken Verdünnung mit

Wasser oder bei zu starkem Metallvorkommen im Mund zu einer fehlgeleiteten Wahrnehmung kommt. So entsteht ein „Fehlgeschmack", der in der Folge zu Verdauungsproblemen führt. Das Problem: Die Zunge kann ohne Luftzug die Speise nur abtasten und keine ausreichend genauen Informationen über deren Qualität gewinnen. Außerdem kann sie ohne Luft nur süß schmecken. Daran liegt es, dass wir bei Schnupfen oder beim Schlingen nur diesen Geschmackstyp wahrnehmen können. Süß löst den stärksten Geschmacksreiz aus.

Das retrograde Riechen ist dem Wirkungskreis der Mundhöhle zuzuordnen, also der Zahnheilkunde und nicht der Hals-Nasen-Ohren-Heilkunde.

Speichel

Bis dato haben wir uns die Zähne und die Zunge genauer angesehen. Beide Organe sind wichtig für die Zerkleinerung der Nahrung. Das Zerkleinern passt die Speisen den Bedürfnissen unseres Verdauungsapparats an. Die Nahrung wird in mehreren Phasen immer weiter zerkleinert. Die Hände und die Zähne helfen im ersten Schritt, Nahrung zu suchen, zu fixieren und zu zerkleinern. Im zweiten Schritt portionieren die Schneidezähne sie beim Abbeißen. Es folgt die Zerkleinerung mit Zähnen und Zunge.

Damit es dabei nicht zu sehr staubt, hat die Natur etwas ganz Besonderes entwickelt: den Speichel, einen Verdauungssaft. Dieses Sekret macht es möglich, dass wir schon durch die Mundschleimhaut Stoffe in unseren Körper aufnehmen können.

Wir schmecken unseren Speichel nicht, denn er war schon immer da. Er gewinnt erst einen Eigengeschmack, wenn der Körper uns etwas durch ihn sagen will beziehungsweise wenn etwas im Körper aus dem Gleichgewicht geraten ist. Der Speichel ist also auch ein

Kommunikationsmittel. Er ist ein besonderer Saft mit vielfältigen Funktionen zwischen den Zähnen und Schleimhäuten sowie den Lymphorganen (wie Bauchspeicheldrüse, Leber, Milz), wirkt aber auch als Vermittler zur Umwelt und Übersetzer der Nahrungsqualität mit. Die Funktionen des Speichels sind vielfältiger als die der anderen Verdauungssekrete.

Mehrere Verdauungssäfte gibt es im Körper. Pro Tag produziert er beim Erwachsenen 6 bis 8 Liter Verdauungssekrete:

- 1 Liter Speichel,
- 2 Liter Magensaft,
- 2 Liter Pankreassekret,
- 0,5 bis 1 Liter Gallensaft,
- 1–2 Liter Dünndarmsekret.

Mehrere Drüsen (Parotis, Unterzungen-, Gaumen- und Unterkieferspeicheldrüsen) produzieren den Speichel. Das Blut dient ihnen als Grundwerkstoff. Sie filtrieren das Blut und verfeinern das Sekret angepasst an den jeweiligen Bedarf. Der Speichel ist also ein Filtrat aus dem Blut. Er enthält 0,5 bis 1 Prozent gelöste Stoffe, die spezielle Funktionen haben. Die Qualität ist entweder eher flüssig (serös, dem Sympathikus zugeordnet) oder eher zäh (mukös, dem Parasympathikus zugeordnet).

Die bekannteste Funktion des Speichels ist die des Spülens. Die Mundhöhle ist mit einem Speichelfilm ausgekleidet. Ohne diesen könnten wir überhaupt nicht kauen, ohne uns ständig in die Zunge oder die Wangen zu beißen. Der Speichel macht Zunge und Zähne erst funktionstüchtig. Vermindern die Speicheldrüsen ihre Aktivität, steigt die Selbstverwundungsgefahr durch die Zähne stark an. Zum Beispiel Psychopharmaka und Bestrahlungen vermindern die Speichelproduktion, machen also einen trockenen Mund. Viele Betroffene gehen dann in eine Art Schonstarre, bewegen beim Reden kaum noch den Mund und vermeiden es, Speisen richtig zu zerbeißen. In der Folge können Teilnahmslosigkeit gegenüber der Außenwelt und Vereinsamung einsetzen.

Der Spülspeichel hat die Aufgabe, die Nahrung zu befeuchten. Er löst sie an, weicht sie auf und unterstützt die Zerkleinerung. Der Speichel ist mehr als schlichtes Wasser. Die Natur stellt für ihn einen sehr kostbaren Saft zur Verfügung: Zellwasser, das zum Wertvollsten zählt, was der Körper besitzt. Es dient der Kommunikation zwischen den Zellen und transportiert Nährstoffe, es polstert aber auch und vieles mehr. Zellwasser muss Darm-, Leber-, Blut- und Speicheldrüsen passieren, wird also mehrstufig veredelt, ehe es im Mund die Lebensmittel aktivieren kann. Für den Mund eben nur das Beste! Zellwasser ist die Flüssigkeit, die für unsere Belange die schnellsten Reaktionseigenschaften und den höchsten Informationsgehalt überhaupt haben kann. Das Zerkleinern und Aufweichen ist sehr wichtig für den Körper. Das Zusammenspiel zwischen Zähnen, Zunge und Speichel in den unterschiedlichen Phasen dieses Vorgangs ist ein artistisches Meisterwerk.

Der Gastronomiejournalist Jürgen Dollase hat in der Kulinarik den Begriff der Textur (lat. für Gewebe) eingebracht, der der Weinfachsprache und den Naturwissenschaften entlehnt ist. Die unterschiedlichen taktilen Wahrnehmungen bei der Zerkleinerung sind zum einen ein Genuss für den Körper, zum anderen liefern sie wichtigste Informationen darüber, was und womit sich etwas wie und wann im Mund abspielt. Tasten, Wahrnehmen, Verändern, Verarbeiten ... das braucht Zeit! Deshalb sind schnelles Essen oder Essen nebenbei oder gar hastiges Herunterschlingen hinsichtlich des Genusses und der anschließenden Verdauungstätigkeit völlig kontraproduktiv.

Nur Wasser ist ein Getränk!

Die Diskussion um den Wert des Kauens ist schon sehr alt. Bereits der griechische Philosoph Pythagoras (um 570–510 v. Chr.) hat darüber nachgedacht, wie wichtig es sei, gut zu kauen. Das Thema zieht sich durch die Kulturgeschichte bis zu dem deutschen

Aufklärer (und seinerzeit berühmten Gastgeber) Immanuel Kant oder dem Arzt und Begründer der Makrobiotik Christoph Wilhelm Hufeland. Alle Kulturen mit entwickelter Kulinarik sind sich einig: Man sollte oft und lange kauen, am besten bis zu 100-mal, um einen Bissen zu zerkleinern. Und man sollte dabei möglichst nichts trinken, um das Einspeicheln nicht zu behindern und die Wahrnehmung in der Mundhöhle nicht zu verfälschen.

Derzeit gibt es um die 60 000 Diäten im deutschsprachigen Raum. Der Markt an Kochbüchern und -sendungen hat sich unüberschaubar ausgeweitet. Leider vermisst man aber oft eine wichtige Information: Wenn die Diätgerichte fertig zubereitet vor einem auf den Tellern liegen, wie kaut und verdaut man sie dann eigentlich? Denn nicht nur die Zeit macht's, sondern auch die Größe des Lebensmittels beziehungsweise

> *Man sollte bis zu 100-mal kauen, um einen Bissen zu zerkleinern.*

Bissens im Mund. Es gilt: Kleine Portionen in den Mund nehmen und lange kauen, damit der Speichel was davon hat! Es ist sinnvoll, 30 Minuten vor und 30 Minuten nach der Nahrungsaufnahme zu trinken. So stört die Flüssigkeit nicht das Zusammenspiel von Lebensmittel und Speichel beim Kauen.

Nur Wasser ist ein Getränk! Tee, Kaffee, Saft, Fermente (wie etwa aus Brottrunk, Kombucha, Urbier, Urwein, Kefir, Essig etc.) sind hingegen Nahrungs- und Genussmittel. Sie können gezielt zur Verdauungsunterstützung in das Essen eingebaut werden. Je unterschiedlicher die Nahrungsmittel sind, umso komplizierter wird es für den Speichel, alles so aufzuspalten, dass der Körper es richtig wahrnehmen und sich auf das vorbereiten kann, was im Hinblick auf die Verdauung auf ihn zukommt. Das spricht im Prinzip für eine schlichte Küche; weniger ist bisweilen mehr bei der Kombination der Zutaten einer Mahlzeit. Je klarer das Lebensmittel definierbar ist, umso leichter fallen uns die Wahrnehmung und die Verdauung.

Auch sollte das Volumen einer Mahlzeit im Idealfall 250 bis 350 Milliliter nicht überschreiten, was in etwa der Größe einer Faust entspricht. Außerdem wäre für die Verdauung eine Taktung der Mahlzeiten mit mindestens vier Stunden Abstand günstig; dann ist die Nahrung verarbeitet, bevor Nachschub folgt. Dies entspricht unserem natürlichen Biorhythmus. Das Einhalten von Essenspausen führt auch zu einem natürlichen Pendeln zwischen Hunger- und Sättigungsgefühl und schafft eine ideale Rückkoppelung zwischen Wahrnehmung und Bedarf.

Inhaltsstoffe und Funktionen

Es ist ganz erstaunlich, welche Fülle von funktional wichtigen Stoffen unser Speichel enthält.

Natriumbikarbonat

Eine großartige Eigenschaft des Speichels ist seine Fähigkeit, den pH-Wert des Mundmilieus zu korrigieren, wenn es zu sauer oder zu basisch wird, wobei Letzteres aber eigentlich nicht vorkommt. Das Salz Natriumbikarbonat oder doppeltkohlensaures Natrium (erhältlich auch im Reformhaus und in Drogerien) hilft dabei, die Säuren im Mund zu neutralisieren. Dabei gilt: Je mehr Speichel fließt, also je mehr gekaut wird, desto mehr schützendes basisches Natron ist im Speichel enthalten.[14]

Harnstoff

Eine ähnliche Funktion besitzt der Harnstoff. Dieser kann aus dem Speichel, wo er in etwa der gleichen Konzentration vorkommt wie im Blut, in den Zahnbelag (Plaque) eindringen und wird dort zu Ammoniak und Kohlendioxid abgebaut. Der basische Ammoniak hemmt die Säuren, die den Zahn angreifen. Auch Proteine im Speichel unterstützen den Kampf gegen den Säureangriff. Ist der Stoffwechsel durch bestimmte Nahrungsmittel oder Getränke oder auch wegen Dauerstress übersäuert (siehe ab Seite 210), dient die Mundhöhle auch dazu, überschüssige Säuren zu entsorgen. In diesem Fall verbraucht der Körper durch das Entgiften die Pufferkapazität des Speichels, was zur Folge hat, dass der Pufferschutz im Speichel versiegt. Die Zähne sind dann dem Säureangriff von Nahrung und Bakterien umso mehr ausgesetzt.

Achtung, Zahnpasta!

Es gibt Zahnpasten, die nicht alkalisch, sondern sauer sind. Sie säubern zwar den Zahn, lassen aber ein Milieu entstehen, das der Speichel erst einmal ausgleichen muss. Nicht jede Zahncreme, die gut putzt, muss also auch gesund für den Speichel sein. Eine gute Alternative ist Ölzahncreme (siehe Seite 189 f.).

Stoffe für die Zahnreparatur

Im Kommunikationswunder Speichel sind außerdem Stoffe wie zum Beispiel Ionen enthalten, die chemische Verbindungen mit anderen Stoffen schaffen. Neben der Spül- und Benetzungsfunktion wirkt der Speichel als „flüssiger Zahnschmelz". Er hat also die Fähigkeit, einen Zahn, der Mineralien verliert, was zum Abbau der Zahnsubstanz führen kann, aufzufüllen und zu remineralisieren. Der Speichel ist also auch ein genialer Baumeister und Altbausanierer. Zusätzlich helfen Harnstoff, Muzine und Ammoniak dabei, die Zähne vor dem Demineralisieren zu schützen.

Der Hauptanteil der Remineralisation des Zahns findet in der „Zahnschutzschicht" statt, die der Speichel um den Zahn bildet (Pellikel). Das Pellikel ist ein Produkt des Speichels direkt auf der Zahnoberfläche. Unmittelbar nach dem Zähneputzen beginnen sich im Mund Speichelproteine (Eiweißstoffe) auf der

Zahnoberfläche abzusetzen und anzulagern. Diese Ablagerung hat eine Dicke in der Größenordnung von 10 μm (Tausendstel Millimeter). Das Pellikel besteht vor allem aus Glykoproteinen, insbesondere Muzinen, Enzymen (Alpha-Amylase, Glycosyltransferase, Peroxidase) und Immunglobulinen (IgA und IgG). Es ist keine statische Schicht, sondern befindet sich in stetiger Absorption und Desorption. Das Pellikel schützt den Zahn vor der Abnutzung durch die Gegenzähne und durch die groben Putzkörper in der Zahncreme.[15] Eine vollständige Entfernung und dadurch Zerstörung des Pellikels ist durch eine professionelle Zahnreinigung und Politur oder durch eine Säureätzung möglich, wie man sie vor dem Anbringen von Kunststoffen als Zahnersatz vornimmt.

Neben dieser mechanischen und chemischen Schutzfunktion steuert das Pellikel auch das Anhaften von Mikroorganismen. Bakterien binden sich normalerweise erst einmal reversibel durch elektrostatische Kräfte an die Zahnoberfläche. Liegt ein geeigneter Rezeptor (Empfangsstelle) im Pellikel vor, können manche Bakterien (zum Beispiel *Streptococcus oralis*) an ihrer Zelloberfläche mit diesen eine starke Bindung eingehen, was den Zahn schützt. Es wird vermutet, dass die Speichelproteine im Pellikel vermehrt Rezeptoren für Bakterien in petto haben, die weniger schädlich sind und mit den zahn- und zahnfleischschädigenden Keimen konkurrieren. So schützt der Speichel nicht nur die Zähne, sondern auch das Zahnfleisch auf geniale Art.

Antibakterielle Proteine

Im Speichel befinden sich auch Proteine mit antibakteriellen Eigenschaften. Nicht nur das Pellikel beeinflusst die Anbindung von Mikroorganismen an der Zahnoberfläche, auch der Speichel selbst verfügt über zahlreiche Mechanismen, die das bakterielle Wachstum kontrollieren. Dabei spielen die Speichelproteine eine besondere Rolle. Aus In-vitro-Untersuchungen im Labor ist bekannt, dass Speichelproteine und -peptide den Stoffwechsel von

Bakterien behindern können und dass sie Bakterien im Speichel verklumpen und so unschädlich machen können. Speichel-Muzin ist auch antibakteriell wirksam.[16]

Weitere Proteine im Speichel mit antibakteriellen und zum Teil anitiviralen und fungiziden Eigenschaften sind das Lactoferrin, Lysozym, Sialoperoxidase und die Histatine, die auch die Wundheilung begünstigen.

Pellikel und Plaque

Herkömmliche Zahncremes enthalten Reinigungsmittel, Oberflächenentspanner und weitere Inhaltsstoffe, die dafür sorgen, die komplizierte Matrix unseres natürlichen Zahnschutzes zu durchbrechen, um Inhaltsstoffe wie etwa das Aminfluorid „an den Zahn" zu bringen. Sie sollen die Schmelzoberfläche reinigen und das lösungshemmende Fluorid darauf platzieren. Bei einer ungünstigen Ernährungsweise aus zu vielen Kohlenhydraten (zum Beispiel aus Brot, Nudeln, Süßgetränken), zu viel ungesundem Fett (zum Beispiel aus Fleisch und Wurst) kann das durchaus hilfreich sein, da es hier am Zahnschmelz ausgleichend wirken kann. In diesem Fall ist die Zerstörung der Muzinschicht tatsächlich eine Erfolg versprechende Taktik im Kampf gegen Karies.

Bei einer stoffwechselgerechten Ernährung (zum Beispiel reichlich Ballaststoffe, gesunde Fette aus Nüssen oder Pflanzenölen sowie gesundes Eiweiß) oder in Entgiftungsphasen, in denen das Mundmilieu im Umbruch ist, sind jedoch Pellikel und gewisse Mengen an Plaque vorteilhaft. Dann können die falsche Zahncreme und ein ungünstiges Zahnputzverhalten bisweilen sogar die Karies begünstigen. Wenn man in biologische Systeme eingreift, stört man komplexe Zusammenhänge, was wiederum komplexe Auswirkungen haben kann.

Wie ich schon erwähnt habe, ist Speichel auch flüssiger Zahnschmelz. Dieser ist das härteste Material des Körpers, dabei aber immer noch relativ elastisch. Mineralien machen möglich, dass er so hart wird. Allerdings kommt ein Zahn nicht fertig mineralisiert in die Mundhöhle, wenn er aus dem Zahnfleisch herauswächst. Das ist biologisch nicht sinnvoll, denn die Natur ist in dieser Hinsicht minimalistisch und will Mineralien nicht verschwenden. Also braucht es geraume Zeit, bisweilen Monate oder Jahre, bis ein neuer Zahn fertig mineralisiert ist. Fluoridverbindungen aus Zahncremes stören diesen Reifungsprozess und können bisweilen das Reifen tieferer Schmelzschichten sogar verlangsamen.

Zahn und Speichel stehen ein Leben lang in regem Stoffaustausch. Dieser Mineralstoffaustausch ist ein elektrochemisches Wunderwerk, das perfekt funktionieren würde, wenn der Mensch nicht glaubte, es besser zu können, als die Natur es über Jahrmillionen entwickelt hat. Unser Speichel verfügt nämlich über Inhaltsstoffe, sogenannte Statherine, die es möglich machen, dass er mit Mineralien übersättigt ist. Dies führt je nach Speichelinhalt, Stoffwechsellage und äußeren Faktoren zum Entstehen von mehr oder weniger Zahnstein. Zahnstein ist in Maßen nichts Schlimmes, sondern eine Art Schutzmantel.

Nachteilig ist, dass sich in der Schicht Bakterien einlagern, die je nach Ernährung und Stoffwechsellage zu Karies oder Zahnfleischerkrankungen führen können. Sicherer ist es daher, den Zahnstein möglichst zu reduzieren und das Pellikel zu fördern.

Stoffe für die Schleimhaut

Aber nicht nur für die Zähne hat der Speichel Schützendes parat, auch die Schleimhaut profitiert von seinen Inhaltsstoffen. Ein Stoff darin heißt Kallikrein. Er hilft auf der Schleimhaut, je nach Bedarf die Verhornung zum Schutz anzuregen oder die Desquamation, die Schuppenbildung, zu begünstigen. Bei Verletzungen wird so die Proliferationsrate angekurbelt, die Geschwindigkeit des Wachstums von Neugewebe. Kallikrein ist zudem an der Desquamation der Mundschleimhaut beteiligt, also an der Abstoßung der obersten Hautschichten, gleichzeitig an der Blutdruckregulation sowie am adrenergen System – also dem Nervensystem, dessen Fasern Noradrenalin und seltener Adrenalin freisetzen –, das bei Stress eine wichtige Rolle spielt.

Histatin

Ein weiterer Alleskönner in unserem Speichel ist das Histatin, das wir schon vom Pellikel her kennen, der Schutzschicht, an deren Aufbau es maßgeblich beteiligt ist. Histatine sind wie Kallikreine Eiweißstoffe (Proteine), die aber nur manche Säugetiere, insbesondere der Mensch, im Speichel haben. Sie fördern die Wundheilung der Mundschleimhaut, hemmen aber gleichzeitig die bakteriellen Proteasen (Enzyme, die Eiweiße teilen können), um diese in Wachstum und Wirkung zu kontrollieren. Damit nicht genug: Histatine können zusammen mit den Statherinen die Kalziumkonzentration des Speichels stabilisieren.

Opioide

Unser genialer Mundsaft enthält weiterhin vom Körper selbst produzierte Opioide, die Opiorphine. Der Hintergrund dafür ist einfach: Zum einen gibt es heilungsfördernde Substanzen wie Kallikrein, Histatin und viele andere, damit kleine Verletzungen, die beim Essen auftreten können, schnell geheilt werden können. Zum anderen setzt der Körper einen Stoff ein, der die Schmerzempfindung an der verletzten Stelle ein wenig herunterreguliert. Verletzungen oder Entzündungen der Mundschleimhaut sollen zwar wahrgenommen werden, aber die Nahrungsaufnahme nicht zu sehr hemmen. Sonst würde man, wenn das Essen zu sehr wehtut, gar nichts mehr zu sich nehmen wollen. Die Folge könnte sein, dass man über kurz oder lang verhungert. Das Problem von Verletzungen oder Entzündungen in der Mundhöhle wird daher ein wenig unter den Teppich gekehrt.

Das gleiche Phänomen tritt bei Knochenentzündungen in der Mundregion auf. Diese werden zwar vom Gehirn wahrgenommen, aber dann „weggerechnet". So kommt es zu Schmerzen an anderen Körperstellen, die scheinbar nichts mit der Entzündung im Kieferknochen zu tun haben. Oder: Ist ein Zahn vereitert, spürt man es nicht unbedingt im Mund, dafür kann aber zum Beispiel der Nacken oder ein Knie wehtun. Der Sinn dieser Weiterleitung ist es immer, den Körper etwas ruhigzustellen. So sollen Ressourcen geschont werden, damit entweder eine Verletzung besser ausheilt oder die Entzündung keinen größeren Schaden anrichtet, wenn man sich einer größeren Anstrengung unterziehen muss.

Bei Leistungssportlern können Entzündungen in der Mundregion, die bekanntlich kaum oder nur im Akutfall wahrgenommen werden, dramatische entfernte Auswirkungen haben. Der Stoffumsatz von Sportlern ist immer sehr intensiv, weshalb Entzündungen bei ihnen schlecht ausheilen können. Gleichzeitig belasten Leistungssportler ihren Körper viel stärker als nicht oder nur mäßigen Sport treibende Normalos. Stünden dem Sportler nicht seine Belohnungsbotenstoffe in Form von Endorphinen und Cannabinoiden zur Verfügung, die er durch seine übermäßige Bewegung nebenbei produziert, würde er sich anders verhalten: eine trügerische und gefährliche Verknüpfung von an und für sich genialen Sicherungsmechanismen. Schließlich hat die Natur nie damit gerechnet, dass wir uns einmal so ungesund ernähren und so viele Entzündungen bekommen (ca. 84 Prozent der über 60-Jährigen haben eine Entzündung im Mund!). Gleichzeitig bewegen sich manche ohne triftigen Grund übermäßig viel (zum Beispiel exzessive Freizeitsportler), wie es auch im Leistungssport der Fall ist, was zu einer Bewegungsabhängigkeit mit dem üblichen Suchtverhalten und körperlicher Abhängigkeit führt.

Sicherlich wird die Forschung in Zukunft noch weitere Funktionen des Speichels entdecken. Man sieht auf jeden Fall deutlich, wie vielschichtig und vielseitig unser Speichel ist. Selten findet man so viele Funktionen und Mechanismen so dicht gedrängt in einem Medium. Und doch nehmen wir ihn kaum wahr, den Speichel.

Ist Sport Mord?

Die Grenzen zwischen Bewegungsmangel über regelmäßige körperliche Aktivität bis zu Hobby- und Leistungssport sind fließend. Bewegung ist so wichtig – mithin ein Grund für das Vorhandensein unseres Gehirns ist die Beweglichkeit (Motilität) und die darauf aufgesetzte Komplexität des seitlichen (lateralen) Werkzeuggebrauchs durch unsere Hände, weshalb wir im Lauf der Evolution überhaupt erst ein so großes Hirn ausgebildet haben. Daher ist der Mensch ein Bewegungstier mit immensen Fertigkeiten, die ihn eben erst zum Menschen machen. Seine Beweglichkeit und praktische Fertigkeit sind aber immer in irgendeiner Weise mit einer Sinnhaftigkeit verbunden. So ist es sinnvoll, sich in Maßen zu bewegen, um beispielsweise überproduzierte Stresshormone besser abzubauen. Dazu genügen aber pro Tag 15 bis 20 Minuten zügiges Gehen, bei dem man noch nicht ins Schwitzen kommen muss.

Manche Menschen betreiben gern Gruppensport. Dieser bietet soziale Bindungen, die ebenfalls vorteilhaft sind. Problematisch wird es, wenn der Sport den Körper überlastet und dieser körpereigene Opiate ausschütten muss, um die Überlastung erträglich zu machen. Die Mehrproduktion der „Wohlfühlhormone", der gepriesenen Endorphine, zum Zweck des Sporttreibens zu erklären ist abwegig, da dieser Mechanismus eher zur Sucht führt als zu Erholung oder Wohltat für den Körper. Besonders problematisch ist Leistungssport, wenn rein materielles Denken im Vordergrund steht: Durch Raubbau am Körper will der Spitzensportler Geld erwirtschaften. Oder der Körper wird im Übermaß beansprucht, um nach altdarwinistischem Denken eine Sonderstellung innerhalb einer Gruppe zu erlangen – ein Ziel vieler Hobby- oder Laiensportler.

Speichel als Basis der Mundflora

Der Speichel schafft ein Milieu, in dem sich eine für den Einzelnen ganz individuelle Bakterienflora bilden kann. Diese Mundflora stellt das Gegenstück zur Darmflora (Mikrobiom) dar. Während sich die Letztere je nach Nahrungsangebot recht schnell ändern kann, sind die Mund- und die weibliche Vaginalflora im Vergleich damit recht konstant.

Der Speichel enthält pro Milliliter 10^8 bis 10^{10} Mikroorganismen. Pro Tag werden ca. 3 Gramm Mikroorganismen verschluckt, was angesichts der Masse von ca. 2 Kilogramm Mikroorganismen im Darm wenig zu sein scheint. Trotzdem stehen die Mund- und Darm-Biota in sehr enger Korrespondenz. In der Zusammenarbeit zwischen Mund und Darm leitet der konstante Part in der Mundhöhle den etwas fragileren Part an: die Darmflora. Die Mundflora ist sozusagen der ruhende Gegenpol zur Darmbesiedelung, die variieren darf.

Korrektive der Mundflora

Als Korrektiv der Mundflora enthält der Speichel vielerlei Inhaltsstoffe, die die Keimzahl reduzieren. Diese wirken antibakteriell, antiviral beziehungsweise antimykotisch und wirken somit gegen schädliche Bakterien, Viren und Pilze.

Chitinase

Dazu gehören Stoffe wie Lysozym, das die Zellwände der Bakterien knackt. Oder die Chitinase, die sowohl im Blutserum als auch im Speichel zu finden ist. Pilze, Fadenwürmer und anderes Gefleuche weisen in ihrem Zellaufbau Chitin auf, das der Prozess der Chitinase in wertvolle energiespendende Zuckerbausteine spalten und teils für den Körper verstoffwechseln kann. Chitin und Zellulose ähneln einander im Aufbau. Während Zellulose für uns in erster Linie nicht verdaulich ist und den Bakterienhelfern im Darm als „Ballaststoff-Futter" dient, hat Zellulose für die

Mikroorganismen im Mund nur wenig Nutzen. Anders verhält es sich mit Chitin, das unserem Stoffwechsel bereits seit Jahrtausenden in Pilzen und Insekten als Nahrungsquelle dient. Dieses Enzym könnte ein Hinweis darauf sein, dass sich der Mensch in Urzeiten auch von Insekten ernährt hat und wir dies sinnvollerweise wieder tun könnten.

Die Mundflora ist der ruhende Gegenpol zur Darmbesiedelung, die variieren darf.

Andere Kulturkreise wie etwa die australischen Aborigines pflegen diese Gepflogenheit noch, die bei uns aus der Mode gekommen ist. Einige Trendköche und Nachhaltigkeitsforscher allerdings entdecken die Insektenküche seit Kurzem neu.

Die Chitinase gibt einen weiteren möglichen Hinweis: Zucker und Pilze sowie Quecksilber (siehe ab Seite 174) und Pilze stehen in unserem Körper in einem Zusammenhang. Je mehr Zucker zur Verfügung steht, umso besser wächst ein Pilz. Ebenso lieben Pilze Quecksilber. So kann eine Pilzbesiedelung auch ein vorteilhafter Symbiont bei zu viel Quecksilber im Körper sein. Nach Amalgamentfernung und Quecksilberausleitung stellen wir häufig einen Rückgang von Mund- und Vaginalpilzen fest. Eine Bekämpfung der „Untermieter" hätte nur eine stärkere Quecksilberbelastung zur Folge, die der Pilz freundlicherweise absorbiert.

Ähnlich ist es beim Zucker, den der Pilz konsumiert, womit weniger schädlicher Zucker für den Stoffwechsel übrig bleibt. Wäre nicht die Belastung für den Organismus durch den Pilz, wäre das sicherlich eine gute Lösung. Um die Infektionsgefahr zu bannen, haben wir das Enzym Chitinase, das ein übermäßiges Pilzwachstum unterbinden soll.

Auch bei anderen Beschwerdebildern ist dieses Pilz-Zucker-Quecksilber-Dreieck interessant. Im Blutserum von Patienten mit Morbus Gaucher, einer Zuckerspeicherkrankheit, sowie bei anderen lysosomalen Speicherkrankheiten (LSK), Arteriosklerose, Thalassämie (genetisch bedingte Blutarmut), Sarkoidose (eine granulomatöse

Entzündung), multipler Sklerose oder nicht-alkoholischer Fett-
leberentzündung (NASH) ist die Enzymaktivität der Chitinase im
Speichel und im Serum immer erhöht. Ein Pilz-Zucker-Queck-
silber-Zusammenhang ist bei solchen Erkrankungen also denkbar,
wenn auch noch nicht belegt. Jedoch lassen sich derartige Erkrankungen durch Quecksilber- und Zuckerreduzierung bisweilen im
Verlauf lindern oder sogar heilen.

Nitratkreislauf

Ein weiteres Korrektiv, um eines von vielen zu nennen, ist der
Nitratkreislauf: Nitrat wird aus dem Blutserum in den Speichel
filtriert. So gelangt es zu Bakterien, die es zu Nitrit umbauen. Die
Säuren, die diese Bakterien produzieren, werden durch das Nitrit
so toxisch, dass die überschießende Vermehrung der Bakterien
durch eine positive Rückkoppelung gebremst wird. Weiter gelangt
das Nitrit in den Magen und bekommt auch dort durch Säure
eine antibakterielle Wirkung. Wieder ein Beispiel, wie einfach und
genial Rückkoppelungen in der Natur sind.

Vorposten der Immunabwehr

Zur weiteren Keimbekämpfung stellt der Speichel unter anderem
Immunglobuline, Muzine, Protease, Peroxidasen und viele andere
Stoffe bereit. Die im Speichel enthaltenen Immunglobuline (Anti-
körper), eine Besonderheit von uns Wirbeltieren, sind die ersten
körpereigenen Späher, die alles unter die Lupe nehmen, was an
fremden Stoffen durch die Nahrung oder Kontakt mit der Außenwelt (Küsse, Kauen am Kugelschreiber, Nägelbeißen, Finger-
befeuchten …) in den Mund gelangt.

Gemäß dem Neurobiologen Gerald Hüther ist unser Immunsystem nicht als ein klar definiertes Abwehrsystem, sondern eher als
Integrationssystem zu sehen. Unser Speichel mit seinen Immunglobulinen nimmt darin eine Schlüsselstellung ein. Er enthält IgA

und IgM, die die Phagozytose (Fremdkörperaufnahme) fördern, sowie sekretorisches IgA, das zusätzlich auch in der Schleimhaut gebildet wird. Ergänzend wirken die Lymphgewebe in Zunge, Gaumen und Mandeln mit. Jedes Kind startet mit diesen Immunglobulinen ins Leben, die zum einen Teil aus der Muttermilch (IgA in der Milch) stammen, zum anderen aus der Brust sowie dem Speichel der Mutter. Je älter ein Kind wird, umso eigenständiger wächst sein individuelles Immunsystem zu dem Zweck, einerseits das zu integrieren, was seinem Gesamtorganismus nützt, und andererseits alles abzuwehren, was dem Körper und den Helfern, die ihn bewohnen, schadet.

Über die Aktivität der oralen Lymphorgane wird die Lymphe im weiteren Verdauungstrakt „vorgewarnt". Sie ist schon vorbereitet auf das, was ankommt. Eine längere Verweildauer der Speisen im Mund ist also nicht nur für die Informationsgewinnung durch Schmecken und retronasales Riechen sinnvoll, sondern auch für das Immunsystem. Diese Faktoren zeigen in den Funktionen der Mundhöhle einen gewaltigen Unterschied zwischen Mensch und Tier und ziehen eine Vielzahl neurobiologischer Effekte nach sich.

Als Korrektiv der Mundflora enthält der Speichel vielerlei Inhaltsstoffe, die die Keimzahlen reduzieren.

Die Speichelanalyse gewinnt in der Medizin zunehmend an Wichtigkeit. Änderungen von Qualität und Quantität spiegeln den Gesundheitszustand eines Menschen wider,[17] und zwar oft aussagekräftiger als ein Blutbild. Die spezifischen Biomarker des Speichels lassen Aussagen zu sowohl über parodontale, also orale, als auch systemische Erkrankungen.[18] Eine Specheldiagnostik umfasst die Feststellung von Diabetes und Herz-Kreislauf-Erkrankungen,[19] aber auch von Tumoren sowie Krankheiten rund um das Fatigue Syndrom, Burn-out und andere stressbedingte Syndrome.

Speichel als Verdauungssaft

Erst der Speichel macht die Mundhöhle zum Verdauungsorgan. Was die Zähne zerkleinert haben, das kann verdaut werden. Enzyme, die ebenfalls der Speichel liefert, machen es möglich. Im Bio-Unterricht lernt man das wohl bekannteste Enzym kennen: die Amylase. Dieser Saft kann die vielen Arten von Polysacchariden (Mehrfachzuckern/Kohlenhydraten) zum Einfachzucker Maltose aufspalten. Amylase kommt im Mundspeichel, in der Bauchspeicheldrüse, im Darm und in Bakterien vor. Für uns interessant sind als Verdauungshelfer die Speichel-Amylasen AMY1A, AMY1B und AMY1C. Beta-Amylase kommt diesen Enzymen zu Hilfe, stammt aber von Bakterien, die da helfen, wo die Maltase nicht weiterkommt. Der Rest des Zuckers wird durch Sekrete der Bauchspeicheldrüse und des Darms verarbeitet.

Eine Änderung der Alpha-Amylase im Lauf der jüngsten Evolution belegt eine Anpassung an äußere Veränderungen: Sie bietet einen Selbstschutz und dient gewissermaßen als körpereigene Zahnbürste. Dies ist das Resultat einer Genverdopplung der Amylase infolge der Sesshaftwerdung des Menschen in der neolithischen Revolution vor 12000 bis 5000 Jahren. Diese bedeutet den Übergang zur bäuerlichen Lebens- und Wirtschaftsweise und damit eine Umstellung auf kohlenhydratreichere Kost in Form von Getreide.[20] Für nahezu alle Stoffklassen, die in der normalen Ernährung vorkommen, gibt es eine „-ase": Für Fett die Lipase (mit bis dato nur drei bekannten Unterarten), für Proteine die Protease. Was alle gemeinsam haben: Sie werden in einem chemischen Prozess durch ein zweiwertiges Ion funktionsfähig durch Magnesium, Chlor oder Kalzium. Auf die Einwirkung von Metallen aus der Umwelt und diese „Starter-Ionen" gehen wir später noch einmal ein (siehe ab Seite 174).

Die Rolle des Speichels für die Verdauung wird heute als immer bedeutsamer betrachtet. Eine Schlüsselstellung haben dabei die Enzyme. Diese bestehen aus biologischen Riesenmolekülen und treiben alle Vorgänge in unserem Körper an. Sie sind es auch, die aus den Makromolekülen von Lebensmitteln den Geschmack herauslösen, den Zunge und Retronasalraum wahrnehmen. Dabei bestehen Verbindungen zwischen dem Denken an das Lebensmittel und seinem Anblick sowie dem Riechen und Schmecken. Beim Kauvorgang wird das Erdachte, Erblickte, Berochene und Geschmeckte weiter aufgespalten und spezifiziert. Der Informationsgehalt der Nahrung vermischt sich so mit dem des Speichels und gibt Signale für die weitere Verdauungspassage von der Speiseröhre bis zum Ausgang des Dickdarms. Diese Kommunikationsbrücken sind laufend direkt mit der Speichelsekretion rückgekoppelt: Das mit den Sinnen Wahrgenommene beeinflusst so jederzeit die Zusammensetzung des Speichels. Je nach der Zusammensetzung einer Mahlzeit wird sofort der Speichel passend produziert. Der Speichel ist eigentlich neutral und wird je nach Wahrnehmung mit den Inhaltsstoffen versehen, die vermutlich gebraucht werden. Das ist „personalized fooding" in Reinform.

Speichel und Ernährung

Eine weitere Spezifizierung des Speichels geschieht aufgrund von Konditionierung. Den Begriff aus der Verhaltensforschung lernt man im Biologieunterricht kennen: Sobald wir einen Sinnesreiz wahrnehmen, laufen aufgrund früherer Erfahrungen reflektorische Vorgänge ab. Auch die Verdauung wird durch solche Reflexe begünstigt. Diese Konditionierung ist Teil eines komplexen Wahrnehmungs- und Verarbeitungsnetzwerks, das eine möglichst rationelle Verdauung sicherstellen kann. Der Aufwand, den der Körper treibt, um ein Lebensmittel für den Verdauungstrakt vorzubereiten und diesen auf das Lebensmittel, macht die Wichtigkeit dieser Abstimmung deutlich. Es zeigt sich, dass die Verdauung sogar schon vor der Mundhöhle beginnt! Und es wird auch klar, dass Faktoren für die Verdauung vor und in der Mundhöhle von

Bedeutung sind, die nicht mehr zu unserer Lebensweise passen: Stress, Ablenkung, Überforderung und vieles andere machen die feine Wahrnehmung und Rückkoppelung zunichte. Wir überrumpeln die kommunikativen Möglichkeiten des ausgeklügelten Systems durch unser Essverhalten. Der Magen und was in ihm ankommt, ist nicht ausreichend aufeinander vorbereitet. Die Nahrung ist eher ein Zufallsprodukt der hektischen Lebensweise und stellt Magen und Darm vor vollendete Tatsachen. Der Verdauungstrakt muss dann sehen, wie er mit dem zurechtkommt, was dort eintrifft.

Damit ist die ursprüngliche vernetzte Rückkoppelung in Gefahr: Der uns eigentlich angeborene „Such-Pull" stellt sich als Umkehrung der Verdauung dar. Was der Stoffwechsel eigentlich braucht, also das, was dem Körper gerade guttun würde, wird dem Gehirn als Wahrnehmungsaufgabe mitgeteilt, das dann seine Aufnahmeleistung der Wahrnehmung dafür schärft. Vielleicht haben Sie schon mal eine Diät gemacht und plötzlich festgestellt, dass Ihr Umfeld nur noch aus schwelgenden Genießern, Kochsendungen und duftenden Mahlzeiten bestand. Die Rückkoppelung des Bedarfs nach Essen schärft die Sinne.

Eine wichtige Bedeutung kommt in diesem Zusammenhang dem Hypothalamus zu, dem Regulationssystem im Zwischenhirn für die grundlegenden Funktionen Kreislauf, Flüssigkeits- und Nahrungsaufnahme sowie Körpertemperatur und Sexualverhalten. Dort werden die unterschiedlichen Pegel von Bedarf und Angebot miteinander verrechnet und über andere Hirnareale abgeglichen. Womit unser Körper nun nie rechnen konnte, sind die modernen Zeiten, die neben dem mehrmals genannten Dauerstress weitere Zivilisationsfolgen mit sich gebracht haben. Dem Urmenschen in der Vorzeit standen etwa 500 verschiedene Lebensmittel in Form von Blättern, Gemüse, Wurzeln, Erden, Insekten, Kleingetier und vielem mehr saisonal über das Jahr verteilt zur Verfügung. Diese konnte er individuell und je nach seinen Stoffwechselbedürfnissen wahrnehmen, um sie zunächst als Lebensmittel zu „begreifen" und dann zu essen und sie sich einzuverleiben.

Heute versorgt sich ein typischer Normalverbraucher mit nur etwa 16 Grundnahrungsmitteln. Ein Beispiel: morgens Marmeladenbrot mit Milchkaffee (Weizen, Zucker, Milchprodukte), mittags Spaghetti bolognese (Weizen, Tomate, Fleisch), abends Brotzeit (Weizen, Butter, Salat, Aufstrich, Bier). Die einzige Abwechslung steckt neben Gewürzen in den Zusatzstoffen aus Verpackung, Emulgatoren, Konservierungs- und Aromastoffen etc.

Wir gehen davon aus, dass es in der Vergangenheit noch nicht üblich war, eine gefundene Speise zu waschen. Alle Nahrungsmittel waren immer mit den für sie spezifischen „biotae" (Gesellschaften von Mikroorganismen) bewachsen und mit Staub kontaminiert. Damit herrschte eine natürliche Stoffvielfalt, von der wir heute nur träumen können. Jetzt sind wir – je nach Gesundheitszustand – mitunter gezwungen, unserem Darm beispielsweise durch die Zufuhr von Bakterien und Fermenten wie etwa in Brottrunk, Essig oder Kefir dabei zu helfen, eine gesunde Darmbiota aufzubauen. Diese mikrobiellen Organismen und Stoffe wurden in der Vergangenheit von der Natur gratis mitgeliefert.

Fluch und Segen des Garens

Heute stehen uns weit weniger natürliche Lebensmittel zur Verfügung, dafür haben sich andere Zusatzstoffe dazugesellt. Was im Lauf der Entwicklungsgeschichte durch die Nutzung des Feuers hinzugekommen ist, das sind intensivere Geschmacksnoten dank Kochen, Backen, Braten oder Räuchern. Diese Methoden machen die Nahrungsmittel teilweise für uns bekömmlicher, da sie Eiweißstoffe etwa aus Fleisch oder Fisch schon in einen anderen Aggregatzustand versetzen und Faserstoffe in Wurzeln und Gemüse aufspalten. Die Sache hat aber wie alles ihre Kehrseite: Die thermische Denaturierung lässt auch neue Stoffklassen entstehen. Das sind beispielsweise Transfette, Trans-Proteine sowie AGEs.

Vorsicht, heiß und fettig!

- **Transfette** sind chemisch veränderte ungesättigte Fettsäuren, die der Körper nicht verarbeiten kann und die Herz und Kreislauf schädigen. Diese schädlichen Fettsäuren kommen vor allem in Pflanzenfetten vor, die industriell teilgehärtet sind. Das dient etwa dazu, flüssiges Fett in streichfähige Margarine oder Backfett umzuwandeln. Da diese Technik kostengünstig ist und Produkte haltbarer macht, gelangen Transfette in zahlreiche Lebensmittel: Backwaren, Frühstücksflocken mit Fettzusatz, Pommes frites, Trockensuppen, Fertiggerichte sowie Süßwaren und Snacks.

- **Trans-Proteine** sind im übertragenen Sinn das Analogon zu Transfetten. Bei den Eiweißen kommt es zur Umwandlung (Denaturierung) – chemisch durch Säuren wie durch Einwirkung der Magensäure oder thermisch durch Erwärmung über ca. 43° zur Umwandlung der ursprünglichen Struktur (Primärstruktur) in eine andere (Sekundärstruktur). In Verbindung mit anderen Stoffen bilden sich dabei neue Stoffklassen, die in Folge andere Stoffwechsel- und Entgiftungswege brauchen.

- **AGEs** *(advanced glycation endproducts)* sind Abfallprodukte des Stoffwechsels, die vorwiegend aus der Kombination von Eiweiß und Zucker entstehen. Besonders viele davon bilden sich beim Erhitzen von Nahrung über 120°. AGEs kann der Stoffwechsel nicht abbauen oder verwerten; sie bedeuten lediglich Ausscheidungsarbeit für die Nieren. Die Ausscheidung gelingt aber nur zum Teil. Der Rest wird im Körper eingelagert und kann auf Dauer zu gesundheitlichen Problemen führen.

Die Sucht nach Schadstoffen

Zum einen werden die Grundnahrungsmittel durch die genannten Substanzen zu Problemen für den Stoffwechsel, da bei ihrem Abbau mehr Säuren und Toxine gebildet werden, als wenn wir die Produkte im rohen Zustand verzehren würden.

Zum anderen haben die neuen Stoffklassen den Nachteil, dass sie eindeutig Suchtcharakter besitzen. Wer denkt nicht gerne an den Duft von frisch gebackenem Brot, an saftiges Grillhähnchen oder frische Plätzchen! Was da so herrlich duftet, sind aber genau diese Stoffe, die unserer Verdauung Probleme machen und den Stoffwechsel besonders stark belasten.

Genau wie Zucker, Alkohol oder Nikotin machen Transfette, Trans-Proteine und AGEs die geniale Rückkoppelung unserer Wahrnehmung zunichte, und wir werden zu Marionetten der Sucht nach ungesunden Geschmacksstoffen. Die Rückkoppelung der genaueren Wahrnehmung durch retrogrades Riechen (siehe ab Seite 85) und Schmecken wird außer Kraft gesetzt. Alles soll am liebsten nur noch süß und fettig schmecken. Der ganze riesige Rest ist gar nicht mehr von Bedeutung. Die ganze Welt des Geschmacks und das Universum der Aromen reduzieren wir auf ein einziges plattes Geschmackserlebnis.

Das Leben in der kargen, aber fettig-süßen Geschmackswelt macht zwar für ein paar Minuten glücklich, die Folgen davon zehren aber à la longue drastisch an der Lebensqualität, wenn Zivilisationskrankheiten unsere Beweglichkeit einschränken, unsere Wahrnehmungen stören und Schmerzen unser Leben beeinträchtigen. Die einzige Lebensfreude besteht noch im kargen Süß und Fett, das wiederum die schleichende Sucht und ihre Folgen verschlimmert: Der Teufelskreis schließt sich.

War in der Vergangenheit die Nahrungsaufnahme ein ständiges Entdecken und Erfahren, so ist sie heute oft Suchtbefriedigung. Zu früheren Zeiten war vor der Nahrungsaufnahme Zeit für ein Hineinschmecken in den Genuss und auch nach dem Essen Zeit, das Geschmeckte zu erleben. Heute ist wegen die schieren Masse auf den Tellern und der gebotenen Schnelligkeit des Verzehrs gar kein Nachfühlen mehr möglich. Das einzige Gefühl, das sich mit Sicherheit einstellt, ist nach einer gewissen Zeit der Druck des Hosenknopfs, der die Orgie beendet.

Stress im Alltag und zu viel Zucker in der Nahrung bewirken nicht nur ein Verdauungsrisiko. Die Weiterleitung durch das sympathische Nervensystem verändert sogar nachweisbar die Darmflora. Verschiebungen von Bakterienstämmen im Mund bedeuten auch eine im Darm und umgekehrt.

Nach dem Essen die Zähne putzen?

In diesem Kontext ist Zähneputzen nach dem Essen fragwürdig. Das komplexe Zusammenspiel der Wahrnehmung des Essens und der Spezifizierung der Nahrung durch den Speichel führt dazu, dass das Gegessene einen Informationsgehalt hinterlässt, den Nachgeschmack des gerade Gegessenen. Auf diese Weise bleiben im weiteren Verdauungsprozess Geschmacksdaten der verzehrten Speise abrufbar. Der Darm kann also noch einmal „nachfragen", was da bei ihm genau angekommen ist, und es überprüfen: Ist es richtig, dass es genau dies war, was gerade gegessen wurde? Zähneputzen nach dem Essen vernichtet den Nachgeschmack. Unsere Zahnpasten hinterlassen einen frischen Geschmack, egal was man gegessen hat. Das bedeutet eine Geringschätzung des Essens und zugleich eine Irritation des Darms. Denn die Zahnpasta kommt nur in geringsten Mengen im Darm an, sie wird vorwiegend durch die Mundschleimhaut resorbiert. Zahnpasta hat einen extra lauten Geschmack, aber keinerlei Verdauungswert. Der Darm geht leer aus, und das mag er nicht.

Informationen im Speichel

Unser Speichel ist ein echtes Kommunikationswunder. Prof. Alexander Gawrilowitsch Gurwitsch (1874–1954) postulierte als Erster die

Hypothese der Biophotonen, die später der Biophysiker Prof. Fritz Albert Popp nachgewiesen hat. Ihm gelang es, die Biophotonen zu messen, die Ausstrahlung von Lichtteilchen durch Lebewesen. Er fand etwa bei frischen Pflanzenblättern eine ungleich stärkere Strahlung als bei welken. Biophotonen können mit dem Körpersaft Speichel in Resonanz treten. Auf diesem Weg lässt sich ein weiterer Pfad der Informations- und Energieübertragung von Nahrung auf unseren Körper verstehen. Das amorphe Zellwasserfiltrat des Speichels ist dabei das Informationsmedium.

Der Speichel kann also Informationen speichern und übertragen. Das können Informationen über Genbesonderheiten sein, aber auch über den Gesundheitszustand, über den Grad der Gestresstheit oder auch den der sozialen Kompetenz. So werden beispielsweise bei einem Kuss nicht nur Immunglobuline und Informationen über Gesundheit sowie Kompetenzen ausgetauscht. Durch einen Kuss geben wir das Bindungshormon Oxytocin weiter – vermehrt von der Frau in Richtung Mann – und spenden beziehungsweise verschaffen uns dadurch eine Dosis Serotonin.

Vermittler für Vitamine

Von Bedeutung sind auch andere Inhaltsstoffe des Speichels, die es uns erst möglich machen, Vitamine aufzunehmen. Ein Beispiel: Dank des Haptocorrins im Speichel kann das für die Blutbildung wichtige Vitamin B_{12} durch die Mundschleimhaut aufgenommen werden. Auf diese Weise können um die 50 Prozent des mit der Nahrung aufgenommenen B_{12} direkt vom Mund aus unserem Stoffwechsel zur Verfügung gestellt werden.

In Kürze: Ohne unseren Speichel könnten wir niemals kauen, weil wir uns sonst beißen würden. Wir können gar nicht essen, weil wir nicht schlucken könnten. Wir könnten nicht sprechen, weil uns keiner verstehen würde. Der unauffällige Speichel macht also ziemlich viel von unserem Menschsein aus.

Mucosa: die Mundschleimhaut

Unser Mund ist mit einer Schleimhaut vom Feinsten ausgekleidet; wie eine luxuriöse Tasche, nur viel besser. Die *Tunica mucosa oris,* kurz Mucosa, ist eine Alleskönnerin der Mundhöhle. Sie schützt und versorgt den darunterliegenden stützenden Knochen und hält allerhand aus an Reibungs-, Druck- und Scherkräften,[21] die beim Kauen auftreten.

Ein mehrschichtiges Plattenepithel vom gleichen Typ wie in der Genitalregion bedeckt das Ganze. Die oberste Zellschicht, das Epithel, besteht aus Zellen, die miteinander verschränkt und von einem dichten Netzwerk aus Kanälchen durchzogen sind. Sie dienen der Kommunikation der Zellen untereinander und dem Austausch von Mucopolysacchariden (viskosen Stoffen), die dafür sorgen, dass die Zellen verformbar sind.[22] Das Epithel ist größtenteils unverhornt bis auf die Bereiche des harten Gaumens, des Zungenrückens und des Zahnfleischs, die beim Kauen stark beansprucht werden. In der Gewebeschicht unterhalb des Epithels, der *Lamina propria,* verlaufen die zu- und abführenden Nerven- sowie Lymph- und Blutgefäße, wobei der Unterkiefer hauptsächlich durch den periostalen Plexus, ein Venen- und Arteriengeflecht in der Knochenhaut, mit Nahrung aus dem Blut versorgt wird.[23] Haltefasern ziehen sich vom Epithel bis zum Knochen und verankern dort die Schleimhaut am Periost, der Knochenhaut. Die Dicke der Schleimhaut variiert stark – je nach Lage im Mund zwischen 0,3 mm und 6,7 mm am Gaumen.

Besondere Funktionen der Mundschleimhaut

In der Mundschleimhaut sind an einigen Stellen zusätzliche Speicheldrüsen eingebettet, die Speichel produzieren und abgeben. Neben dem Speichel mit seiner immunologischen Wirkung beherbergt die Mundschleimhaut einzelne Abwehrzellen (Lymphozyten, Makrophagen) in der *Lamina propria.* Im Epithel kommen

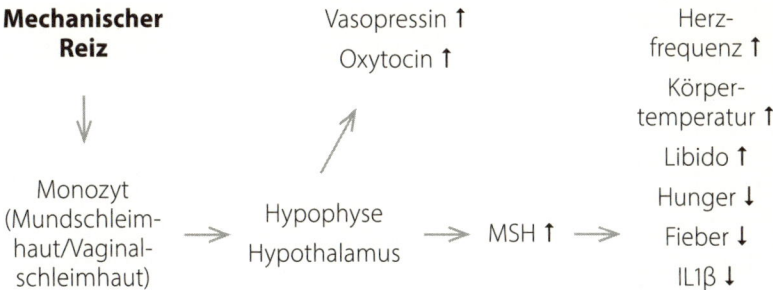

Beispiel für eine Informationsweiterleitung in der Mundhöhle

Mechanische Reize auf die Schleimhäute im Mund oder in der Vagina bewirken einen Anstieg der Herzfrequenz, der Körpertemperatur und der Libido sowie eine Dämpfung des Hungergefühls.

neben Epithelzellen auch Pigmentzellen (Melanozyten), Langerhans-Zellen und Merkel-Zellen vor.

Je nach der Herkunft eines Menschen kann das Zahnfleisch mehr oder weniger pigmentiert sein.[24] Die dafür verantwortlichen Melanozyten sind bei jedem Menschen vorhanden und erfüllen viele Aufgaben; unter anderem hemmen sie Entzündungen.[25] Melanozyten finden sich auch im Auge, im Ohr, im Herz, in den Hirnhäuten sowie in der Vagina. In der Mundhöhle sind sie auch an der Appetitregulierung beteiligt. Die mechanische Stimulation der Melanozyten regt die Bildung von α-MSH an (melanocyt stimulating hormon – melanozytenstimulierendes Hormon). Die Mundschleimhaut bildet auch ATCH, das adenocorticotrope Hormon, das in den Nebennieren die Bildung von Stresshormonen anregt und in der Stressweiterleitung auf Hypophyse[26] und Hypothalamus einwirkt. Zum einen regt dies auf direktem Weg die Ausschüttung des Bindungshormons Oxytocin und von Vasopressin in der Hypophyse an, wobei Letzteres hier als sympathischer Gegenspieler zum parasympathischen Oxytocin fungiert und die Aufmerksamkeit fördert. Auf einem anderen Weg gibt α-MSH ein Signal zur Anhebung der Körpertemperatur, unterdrückt jedoch gleichzeitig eine Fieberreaktion. Ferner unterdrückt es das Hungergefühl, beeinflusst den Energieverbrauch im Stoffwechsel und steigert das sexuelle Verlangen. Weiter konnte gezeigt werden, dass genau die Kombination aus Oxytocin und α-MSH bei Männern die sexuelle Lust steigern kann.[27] Auch darin zeigt sich die Verbindung zwischen Mund und Geschlechtsorganen über die Hypophyse. Das Schlafhormon Melatonin aus der Zirbeldrüse (Epiphyse) wiederum senkt die α-MSH-Sekretion der Hypophyse.[28] Bei männlichen Babys bremst auch das Stillen die α-MSH-Produktion.[29]

Eine weitere Wunderwaffe sind die Langerhans-Zellen, die in der Lage sind, bei Verletzungen der Schleimhaut eingedrungene Antigene zu zerstören. Nach Antigenkontakt entwickeln sie sich zu reifen dendritischen Zellen und wandern in die nahegelegenen Lymphknoten, wo sie mit T-Lymphozyten interagieren und auf diese Weise eine Immunreaktion einleiten können.

Die Merkelzellen schließlich sind zum einen Tastkörperchen (Mechanorezeptoren), die den Druck und die Geschwindigkeit des Reizes auf die Schleimhaut wahrnehmen. Zum anderen sind sie neurosekretorische Zellen.[30]

Die Mundschleimhaut kann Stoffe aus der Mundhöhle sehr gut resorbieren, was man sich bei der oralen Gabe von Medikamenten zunutze macht. „Schmelztabletten" werden durch den Speichel aufgelöst, und ihre Wirkstoffe gelangen schnell unter Umgehung von Magen, Darm und Leber direkt ins Blut (First-Pass-Effekt). Ein gutes Beispiel ist Vitamin B_{12}, das ebenfalls durch die Mundhöhle aufgenommen[31] werden kann (siehe auch Seite 109). Im Speichel gebildete Haptocorrine binden das Vitamin und schützen es vor der Magensäure, damit es sicher im Darm ankommt. Dort helfen sie noch bei der Resorption.

Durch die Mundschleimhaut werden aber nicht nur Stoffe aufgenommen und für den Organismus verfügbar gemacht, sondern es werden auch welche abgegeben. Besonders überflüssige Metalloxide oder Abbauprodukte von Medikamenten werden bisweilen durch die oralen Schleimhäute ausgeschieden. Man merkt das bisweilen daran, dass sich ein metallischer oder chemischer Geschmack einstellt, der nach einer gewissen Zeit vergeht.

Eine länger anhaltende Metallentgiftung durch die Mundhöhle kann dort das Wachstum von Pilzen (zum Beispiel *Candida albicans*) begünstigen, da Metalle diesen Mitbewohnern einen Nährboden bieten können.

Ölziehen

Die Ayurveda-Medizin empfiehlt seit jeher das Ölziehen mit Sesam- oder reinem Kokosöl für weiße Zähne und gesundes Zahnfleisch. Auch in Russland hat es lange Tradition. Dort spült man morgens den Mund mit Sonnenblumenöl. Noch stärker entgiftet dieses mit einigen Tropfen Salbei- und Sesamöl, die auch keimreduzierend wirken. Mittlerweile ist Ölziehen auch bei uns angekommen: Einen Esslöffel hochwertiges Öl in den Mund nehmen, 15 bis 20 Minuten lang durch die Zähne ziehen, dann den Mund kräftig mit Wasser spülen. Das Öl bindet schädliche Keime und Schadstoffe und macht glänzend weiße Zähne.

Die Öle sollen die Zungen- und Mundschleimhaut zum Ausscheiden von Stoffwechsel- und Umwelttoxinen anregen und diese absorbieren.[32] Dabei vermischt sich das Öl mit dem Speichel. Dessen basischer Bikarbonatanteil wandelt die Fettsäuren durch alkalische Hydrolyse in eine Art Seife um.[33] Die erhöhte Viskosität könnte die Bakterienkolonisation in der Plaque und damit die Keimzahl an sich reduzieren.[34] Das Öl regt auch die Enzymaktivität des Speichels an, was das Entgiften des Blutes ermöglichen soll.[35]

Die Mundschleimhaut ist mit tast-, schmerz- und temperaturempfindlichen Zellen ausgestattet und daher ein eigenes Sinnesorgan! Eine weitere Besonderheit der Mundschleimhaut und besonders der oralen Weichteilstrukturen ist das Vorkommen von Stammzellen. Hier liegen pluripotente Zellen auf der Lauer. Sie warten darauf, gebraucht zu werden, und können je nach Bedarf in Auge, Nase und Mund eingesetzt werden, wenn spezialisiertes Gewebe Schaden genommen hat.

Das Vorhandensein dieser Zellen eröffnet auch der Zahnmedizin neue Behandlungsmöglichkeiten.[36]

Volkskrankheiten – die Mundhöhle als erster Ort der Heilung

Die Mundhöhle im Fokus der Gesundheit

Probleme in der Mundhöhle sind ein gesundheitliches Haupt-thema unserer Zeit – neben Herz-Kreislauf-Erkrankungen, Diabe-tes Typ 2 (siehe ab Seite 140), Krebs und Morbus Alzheimer. Karies ist keineswegs normal, denn unsere Zähne sind darauf ausgelegt, ca. 150 Jahre lang zu beißen, zu mahlen und zu kauen, ohne dabei Schmerzen und Probleme zu bereiten. Je nach Statistik haben aber zwischen 90 und 99 Prozent der Menschen in den hoch industrialisierten Ländern Karies. Ab einem durchschnitt-lichen Alter von 60 weisen um die 80 Prozent von ihnen zusätzlich Entzündungen in der Mundhöhle auf.

Außerdem knirschen drei von vier Menschen mit den Zähnen – vorwiegend im Schlaf. Der Fachausdruck dafür lautet Bruxismus. Bei den Patienten in unseren Praxen liegt dieser Wert weit über 85 Prozent, weil wir genau auf diese Problematik spezialisiert sind. Genaue statistische Zahlen für Bruxismus liegen offiziell nicht vor, zumal die exakte Indikationsbreite bis dato nicht feststeht. Der Häufigkeit nach folgen mit ca. 40 Prozent die Herz-Kreis-lauf-Krankheiten. Hinter diesen rangieren, je nach Land variie-rend, Krebs mit ca. 35 Prozent – Tendenz steigend – und dann mit 10 bis 12 Prozent Diabetes Typ 2.

Die Top 3 der häufigsten Volkserkrankungen – Karies, Parodon-titis und Bruxismus – spielen sich in der Mundhöhle ab, erst die vierthäufigste Erkrankung, Herz- und Kreislaufbeschwerden, betreffen andere Körperregionen. Wir werden im Folgenden jedoch noch sehen, dass selbst diese und andere schwere Krankheiten ebenfalls entweder ihre Ursache in der Mundhöhle haben oder zumindest mit dieser verbunden sind.

Alle drei Haupterkrankun-gen der Mundhöhle finden relativ verdeckt statt.

Die Mundhöhle – ein Ort der Krankheit?

Statistisch gesehen findet sich im Mund tatsächlich der Ursprungsort zahlreicher Beschwerden, gekoppelt an unseren modernen Lebensstil, an den weder unser Stoffwechsel noch das Milieu der Mundhöhle angepasst ist. Wir können oder wollen kaum daran etwas ändern, dass wir in dieser überzivilisierten Welt leben – mit ihren Bequemlichkeiten und Annehmlichkeiten.

Weil wir aber Zusammenhänge erkennen und Ursachen und Wirkungen verstehen, müssen wir die Mundhöhle nicht nur als Ursprung von Beschwerden sehen, sondern auch als einen Ort, über den man die Heilung von Krankheiten bewirken kann.

Mehr noch: Sie ist ein Ort, durch den jeder seine Lebensqualität maßgeblich verbessern und seine Leistungsfähigkeit optimieren kann. Außerdem kann der Mund über den Einzelnen hinaus heilsam auf unsere Kommunikation einwirken – über Lächeln, Gespräche und die liebevolle Geste des Küssens.

Diagnoseproblem: fehlender Schmerz

Alle drei Haupterkrankungen der Mundhöhle finden relativ verdeckt statt, da sie meist einfach nicht wahrnehmbar sind. Entzündungen bemerkt man beispielsweise nur im Aktivzustand. Das hat die Natur genial organisiert, denn Schmerzen im Mund sollen die Versorgung des Körpers nicht beeinträchtigen. Die Folge der Entzündung wird dann weitergeleitet (Herderkrankung), um den Körper zur Ruhe zu zwingen. Ein verlagerter Zahn etwa führt zu einer chronischen Entzündung im Mund und diese sekundär zu Müdigkeit. Weiter entstehen irgendwo anders im Körper Schmerzen, deren Ursache nur schwer zu finden ist.

Ein weiterer Versuch des Körpers, Ruhe zu erzwingen, ist das Vermeiden des Gebrauchs. Ist ein Zahn geschädigt, schonen wir ihn beim Kauen und führen sogenannte Ausgleichsbewegungen aus. Dass der erkrankte Bereich geschont wird, führt dann zu Asymmetrien in den Muskelketten. Das geschieht alles unbewusst. Um einen Ausgleich zu schaffen, verlagert der Körper zwangsläufig die Belastung: So bewirkt ein entzündeter Zahn eine asymmetrische Belastung der Kiefergelenke und der umliegenden Muskeln und Bänder. Die Asymmetrie der Kiefergelenke verursacht dann Asymmetrien in den absteigenden Muskelketten ausgehend von der Wirbelsäule weiter über Hüften und Knie bis zu den Füßen. Wer hätte gedacht, dass Kniebeschwerden von einem Problem im Mundraum herrühren können?

Jeder von uns hat im Mund eine Erkrankung: Karies. Daneben haben einige ein zweites Problem. Sie knirschen oder haben eine Funktionsstörung. Unabhängig davon haben viele eine Entzündung am Zahnfleisch oder im Knochen. Viele haben nur eine der oben beschriebenen Beschwerden im Mund, manche aber auch zwei oder gleich alle drei. Somit belegt die Mundhöhle der Häufigkeit der Erkrankungen nach tatsächlich die Plätze eins, zwei und drei. Wahrgenommen wird aber etwas völlig anderes: Da nimmt man eher Schmerzen im Halte- und Stützapparat (Volkskrankheit Rückenschmerzen) wahr und geht damit zum Arzt oder Physiotherapeuten, weil die Lebensqualität direkt beeinträchtigt ist.

Die eigentlichen Krankheiten sind jene, die zum Tod führen, also hauptsächlich Herz- und Kreislauferkrankungen sowie Krebs. Andere Krankheiten erfahren wir als schmerzhaft und belastend. Was einen plagt, hat nur wenig mit dem zu tun, was einen krank macht, und am wenigsten mit dem, woran man dereinst stirbt. Das ist fatal, weil die Wahrnehmung von Symptom und Ursache entkoppelt ist. Daher ist Selbstverantwortung des Patienten für sein Wohlbefinden gefragt – und eine gründliche Ursachensuche bei Beschwerden.

Die Psyche und andere Faktoren

Weitere Faktoren, die an der Lebensqualität zehren, sind Erkrankungen der Psyche. Diese sind signifikant auf dem Vormarsch und werden in der Zukunft einen immer höheren Stellenwert gewinnen. Seelische Krankheiten wie Depressionen oder Angstsyndrome beeinflussen empfindlich das Verhältnis der Betroffenen zu ihrer sozialen Umgebung, da sie nach außen nicht unbedingt handfest wahrnehmbar sind. Für den Patienten und sein Umfeld ist der Umgang mit der Erkrankung oft sehr schwierig, und das gegenseitige Vertrauen wird beeinträchtigt. Beide Seiten fühlen sich unverstanden und können nicht mehr klar miteinander kommunizieren. Viele Depressionsgeplagte würden ihr Leiden beispielsweise gern gegen einen Armbruch tauschen, der im Vergleich viel einfacher zu handhaben sei: Den Gips sieht man, und er verschwindet irgendwann. Jeder weiß, wie man damit umgehen kann.

Eine psychische Erkrankung kann bekanntlich dermaßen belastend sein, dass es zu Suizidgedanken und deren Verwirklichung kommt. Bei älteren Menschen nimmt die Wahrscheinlichkeit sehr stark zu, eine Depression zu entwickeln und ihrem Leben deshalb ein Ende zu bereiten, wenn die Belastung für die Betroffenen und ihr Umfeld unerträglich wird. Neben einer professionellen psychotherapeutischen Betreuung sollte man auch in diesen Fällen den körperlichen Ursachen auf den Grund gehen. Die Ursachen sind dabei weniger im Mund zu suchen, können sich aber auf den Mund projizieren und dort manifestieren.

Die Ursache dafür, dass eine Krankheit ausbricht, ist immer multifaktoriell. Selbst mit einer gesundheitlich optimalen Lebensführung nach bestem Wissen und Gewissen ist es uns nicht möglich, Erkrankungen auszuschließen. Trotzdem gibt es Faktoren, die auf der Hand liegen: Der eine ist der Zusammenhang zwischen den Defiziten der modernen Lebensweise – Fehlernährung, Bewegungsmangel, Dauerstress – und den Folgeerkrankungen. Der entgegengesetzte Faktor ist ein nützliches aktives Verhalten: Die Dinge so verändern, dass die Lebensqualität in der Folge wächst, und daran Spaß entwickeln. Das Zauberwort heißt also Entwicklung.

Im Weiteren geht es um die engen Zusammenhänge zwischen den häufigsten Volkskrankheiten und den Erkrankungen der Mundhöhle sowie um Anregungen dafür, Spaß an Veränderungen zu finden, mit denen man eine bessere Lebensqualität erreicht.

Auf der Suche nach den Ursachen

Die Natur hat vorgesehen, dass in unserem Mund alle Zähne gesund und an der richtigen Stelle stehen und im Einklang mit dem umliegenden Hart- und Weichgewebe die Aufgaben erfüllen, die für sie vorgesehen sind. Ginge es nur darum, könnte ein gesunder Organismus sehr alt werden. Das Gebiss ist jedenfalls auf ein langes Leben eingestellt.

Unter normalen Bedingungen verliert der Zahnschmelz pro Jahr etwa 29 μ (Tausendstel Millimeter) an Substanz,[37] bis er bis auf das nächstweichere Material, das Dentin, abradiert ist. Das dauert um die 50 Jahre. Bezogen auf die 6-Jahres-Molaren (die ersten bleibenden Backenzähne), wäre das um das 56. bis 60. Lebensjahr der Fall. Von da an ist die Substanz darunter an der Reihe: das Dentin, das nur ein Zehntel so hart ist. Die Abnutzung verläuft nun zehnmal schneller, bis man auf den Nerv trifft. In Zahlen ausgedrückt sind das nochmals etwa 50 Jahre. Für diesen Fall hat die Natur ebenfalls vorgebaut: Der Nerv kann sich durch den Anbau von Sekundärdentin zurückziehen, ohne dass er dabei kaputtgeht. Das gibt dem Zahn eine weitere Lebensdauer von mindestens 50 Jahren. Nach der Lebensdauer der Zähne könnten wir mit unserem Gebiss also 160 bis 200 Jahre alt werden – vielleicht noch älter –, bevor sie uns Sorgen bereiten. Würde uns dann ein Zahn ausfallen, wäre der Körper ebenfalls vorbereitet …

Zahnprobleme hat die Natur nicht vorgesehen. Halten Zähne nicht, ist das unnatürlich. Die Natur hat aber Mechanismen entwickelt, die diesen pathologischen Zustand auffangen können. Das geht aber immer zulasten der Struktur des umliegenden Hart- und Weichgewebes und schränkt dessen Funktionsfähigkeit ein. Die Folgen hat der ganze Organismus zu tragen, was er nur bedingt kann. Dabei laufen immer pathologische Ausweichreaktionen ab, die nicht auf die Mundhöhle beschränkt sind, sondern funktionell oder als Schmerzweiterleitung auf den gesamten Körper übergehen. So kann ein Fehlbiss beispielsweise zu Knieschmerzen führen.

Knieschmerzen

Schmerz ist ein Warnzeichen. Ein schmerzendes Knie, das der Orthopäde aber diagnostisch als gesund befindet, leidet häufig unter einer funktionellen Weiterleitung aus einer anderen Körperregion. Dann kann der Mund zur Klärung dienen und gegebenenfalls zum Ort der Heilung des Knieproblems werden.

Unser Körper ist primär nicht darauf eingestellt, dass ...
- ein Zahn nicht am richtigen Ort steht,
- ein Zahn mehr als 29 µ jährlich an Schmelzsubstanz verliert,
- Entzündungen im Kieferknochen stecken oder
- Fremdstoffe Zähne ergänzen oder ersetzen müssen.

Kurz gesagt: Der Körper kommt an keiner anderen Stelle so schlecht mit Fehlfunktionen, Fremdstoffen und Entzündungen zurecht wie im Mund. Denn der Mund und die direkt angrenzenden Regionen sind im Gegensatz zu anderen Körpergegenden der Ort mannigfaltiger zentraler Steuerungsfunktionen. Im Mund hätte der Körper daher gern klare, perfekte und aufgeräumte

Verhältnisse! In dieser Region ist der Körper extrem spezialisiert, aber auch extrem störungsanfällig, ja das reinste Sensibelchen. Störungen hier betreffen immer den ganzen Organismus. Das unterscheidet diese Region von anderen Körperteilen. Im Gegenzug: Geht's dem Mund gut, ist dies für den restlichen Körper die beste Voraussetzung, dass auch dort alles gut läuft.

Attrition: Kauen im Leerlauf

Von großem Interesse sind die Zusammenhänge der Störungen. Wie lassen sich solche Beziehungen beschreiben? Die einfachste Beziehung ist der Kausalzusammenhang zwischen Ursache und Wirkung. Ein Beispiel dafür ist die Attrition: Das Reiben der Zähne aneinander, ohne dass dabei Nahrung gekaut wird, lässt Zahnsubstanz verloren gehen. Normalerweise haben beim Essen die Zähne des Oberkiefers durchschnittlich nur 17,5 Minuten Kontakt mit denen des Unterkiefers, wobei sich natürlich meistens Speise als Puffer dazwischen befindet. Nutzen wir die Kauflächen nur auf diese Weise ab, überschreiten wir nicht die Abrasion von 29 μ pro Jahr. Kommt es aber außerhalb der Nahrungsaufnahme zu starkem Zahnkontakt – zum Beispiel durch Zähneknirschen oder ständiges festes Zusammenbeißen – findet eine stärkere Abrasion (Attrition) statt. Die Ursache „Fehlfunktion" hat also die Wirkung „Attrition" zur Folge.

Gleichzeitig führen aber übermäßige Abrasion und Attrition zu gesteigerter Fehlfunktion und diese wiederum zu noch mehr Abrasion. Folge und Ursache sind gleich: Die übermäßige Abnutzung bewirkt einen Kaureiz, der zu noch mehr Verlust von Zahnsubstanz führt. Das scheint biologisch sinnlos. Von der Natur war eine möglichst simple Anpassung an kleine mechanische Änderungen der Funktion im Mund geplant. Solche Anpassungen sind auch von Naturvölkern bekannt: Ab einem „Höhenverlust" von 15 μ[38] tritt eine stärkere Muskelanspannung ein, die eine Nivellierung und Re-Harmonisierung des Systems im Mund bewirkt.[39] Dies gelingt durch verstärkten Abrieb. Mehr Kaudruck soll die Harmonie wiederherstellen. Diese Methode war in Urzeiten sicherlich hilfreich[40] und brachte einen schonenden Ausgleich. Heute, wo Druck von außen, Stress oder Entzündungen im Mund an der Tagesordnung sind, führt er in die Pathologie.[41]

Das Beispiel Attrition zeigt, wie schnell sich gerade in der Mundregion Auswirkungen der zivilisatorischen Veränderung manifestieren – schneller als an anderen Stellen im Körper. Pathologische Veränderungen der NAM-Region haben zudem Konsequenzen für den gesamten Organismus. Die Folgen daraus können sich in der Gegenrichtung wiederum auf die NAM-Region auswirken. Diese Beeinflussung der NAM-Region führt wiederum zur Verstärkung der Störung und kann Beschwerdeverläufe beschleunigen – ein typischer Teufelskreis.

Die Folgen verstärkter Attrition

Etwa 75 Prozent der Deutschen knirschen – besonders nachts. Wenn dabei die Zähne abgenutzt werden, ist das weit mehr als nur ein ästhetisches Problem. Denn die Auswirkungen sind nicht auf die Mundhöhle begrenzt. Was bewirkt die Störung im Mund? Beispielsfall: Eine Lehrerin, die viel sozialen Stress hat, aber keinen Sport treibt, klagt über ständige Schmerzen in einem Fußknöchel. Zähneknirschen (Bruxismus) verursacht starke **Attrition** mit der Gefahr einer Schädigung des Zahnnervs (Pulpitis) mit folgender akuter Entzündung und lokalen Schmerzen.

1. Attrition und Abrasion können zu **chronischen Entzündungen** der Zähne und des Zahnhalteapparats mit entzündlichen Folgen für den Stoffwechsel führen. Die Schmerzen sind nicht immer dem Entstehungsort der Beschwerden zuzuordnen. Trotzdem schont der Patient automatisch die geschädigte Gebissregion. Andere Zahngruppen werden fehlbelastet;

Muskeln, Bänder und Kiefergelenke werden asymmetrisch belastet. Diese Asymmetrien können zu Schäden führen, die wiederum die gleichen Symptome hervorrufen können wie unter 3. oder 4.

2. Der Höhenverlust aufgrund der **Abnutzung der Kauflächen** verschiebt meist langsam den Unterkiefer weiter nach hinten. Das Mittelgesicht, in dem sich die Nase befindet, wirkt dadurch prominenter, während das Untergesicht mit dem Kinn niedriger wirkt. Es kommt meist zu einer Kompression der bilaminären Zone, einer sehr sensiblen, gut durchbluteten und stark von Nerven durchzogenen Region im Kiefergelenk, welche die Abgrenzung zwischen diesem und dem Schädel bildet. Wird diese Zone durch einen Fehlbiss, also eine falsche Funktion, übermäßig gereizt und belastet, kann das zu Migräne, Spannungskopfschmerzen, Hals- und Schulterverspannungen, Schwindel und Augenproblemen führen.

3. Der Reiz kann auf die Halswirbelsäule (HWS) ausstrahlen, was wiederum **Nackenschmerzen und Muskelverspannungen** verursachen kann. Die Muskulatur leitet die Störung weiter und bewirkt Probleme in der Beckenregion. Die Zusammenhänge zwischen Halswirbelsäulenschäden und Beschwerden im übrigen Körper sind bereits sehr gut beschrieben.

4. Die absteigenden Muskelgruppen und Bänder können die Störungen als **Schmerzen in Wirbelsäule, Hüften, Knien und Füßen** projizieren, obwohl dort alles gesund ist. Auf die Schmerzen reagiert der Körper mit Vermeidungsstrategien, die diese Muskeln entlasten. Er findet Ausgleichsbewegungen, die das betroffene Gelenk abnutzen und Schmerzen verursachen. Das nennt man Abkoppelung.

5. Der Aufruhr im Kiefergelenk und in der Halswirbelsäule betrifft auch die Nerven, die ihre Aktivität intensivieren. Dieser **erhöhte Overflow** (neurogene Aktivität) versetzt den Körper in eine ständige gestresste Erwartungshaltung. Diese

erzeugt Schlafstörungen und steht der Regeneration nach
Belastungen wie Arbeit und Sport im Weg.

6. Die ständige Vorspannung einiger weniger Kaumuskeln
bewirkt eine erhöhte Muskelspannung im ganzen Körper,
auch ohne körperliche Aktivität. Das Gehirn erhält deshalb
weniger Sauerstoff und ist weniger leistungsfähig. Auch das
vegetative Nervensystem wird beeinträchtigt. Der Körper
befindet sich im Dauerstress mit all seinen negativen Folgen für
den Stoffwechsel. In Kombination mit weiteren Stressoren aus
der Ernährung und dem sozialen Umfeld wirkt sich das auf die
Psyche aus. Aus der Praxis kennen wir Zusammenhänge mit
psychischen Erkrankungen wie **Depression, Fatigue Syndrome
und insbesondere Burn-out,** die sich sehr gut „über die
Mundhöhle" erklären lassen. Wenn man also die schädlichen
Einflüsse in der NAM-Region beseitigt und der Selbstregulation des Körpers freien Lauf lässt, wird die Mundhöhle ein
Ort der Heilung. Besonders hervorzuheben sind die Auswirkungen auf das Herz und das Atemzentrum. Wer würde den
Ursprung von **Herz- oder Atembeschwerden** in der Mundregion vermuten? Jedoch lassen sich zum Beispiel Herzrhyth-
musstörungen, sofern sie nicht anderer Genese sind, über
die NAM-Region einfach beseitigen. Im Gegenzug können
sich Herzprobleme auch in Form von Nackenbeschwerden
bemerkbar machen. Die Zusammenhänge sind nicht immer
leicht zu finden, sollten aber unbedingt gesucht werden.

7. Eine Kieferfehlstellung kann zu einer deutlich falschen Körperhaltung führen, die als solche wiederum Symptome erzeugen kann, zur **Kyphose** mit eingefallener Brust, nach vorne
gezogenen Schultern und vorgeneigtem Kopf. Diese leicht
gebückte Haltung passt zur Gefühlslage vieler von uns und
fällt kaum noch auf. Die Kopffehlhaltung ist für den Großteil
der im Sitzen arbeitenden Bevölkerung typisch und hat eine
ähnliche Symptomatik zur Folge wie unter 1. beschrieben.

Entzündungen im Mund und ihre Folgen

Wenn ein Baby Hunger hat, fängt es an zu weinen. Je stärker der Hunger, umso lauter das Schreien. Es schreit aber auch, wenn es zu wenig Schutz empfindet, wenn es sich vernachlässigt fühlt, wenn es ihm zu warm ist oder zu kalt und wenn es endlich mal seine Ruhe haben will, weil es müde ist. Ein Baby kann viel mehr als das, nämlich saugen, greifen, zappeln, verdauen, denken und so fort. Aber um sich auszudrücken, kann es anfangs nur schreien. Das ändert sich zum Glück relativ schnell, und das Kind kann dann besser mitteilen, was es gerade braucht.

Der Körper verhält sich ähnlich. Statt zu schreien, drückt er sich vor allem durch eines aus: Entzündung! Egal ob etwas am Zahnfleisch oder Zahn defekt ist, ob uns ein Virus oder ein Bakterium drangsaliert, die Sonne die Haut verbrannt hat oder ein Zeh erfroren ist, der Körper kann nur eines sagen: Entzündung. Im Vergleich mit dem Säugling, der bald lernt, sich differenzierter auszudrücken, tut sich der Körper damit schwer. Er erwirbt zwar immer mehr Kompetenzen, zum Beispiel dass sein Immunsystem immer besser auf Außenreize reagieren kann, aber das Entzündungssignal als „Aufschrei" bleibt zeitlebens gleich. Entzündungen im Mund werden selten bemerkt, haben aber einen hohen Stellenwert für die Gesundheit. Oft werden Größe und Ausmaß der Entzündung unterschätzt. So kann eine kleine parodontale Tasche, die sich bei Knochenverlust zwischen Zahn und Zahnfleisch bildet, eine große Wirkung erzeugen, weil sie eben immer da ist und im Verborgenen wirkt. Und unser Körper kann nur mit Entzündung antworten. Solche Prozesse nehmen wir im Mund anders wahr als an einem anderen sichtbaren Körperteil. Wenn die Haut am Unterarm entzündet ist, sieht man das, und es tut weh. Die Sicherungsmechanismen des Speichels schwächen die Wahrnehmung einer Entzündung im Mund hingegen ab. Es gibt akute Entzündungen, die kurzfristig aktiv sind, etwa nach einer Verletzung im Mund oder einer Zahnbehandlung. Diese tun meist weh. Schafft es der Körper, gegen sie anzugehen, sie aber nicht ganz zu beseitigen, wird daraus eine chronische Entzündung. Sie ist nie ganz weg, immer ein bisschen da und schwelt so vor sich hin. Diese unauffälligen Formen bleiben nahezu immer unentdeckt. Dabei kann es sich um eine Entzündung des Zahnfleischs handeln, aber auch

Der Körper kann nur eines sagen: Entzündung.

um eine im Knochen, die meist nur per Zufall beim Check-up auf einem Röntgenbild entdeckt wird.

Entzündungen im Mund können sich auch auf der Schleimhaut befinden. Dort bemerkt sie der Zahnarzt bisweilen, wenn er bei gutem Licht danach sucht. Im Zahnfleisch sind sie schon schwieriger zu sehen. Meist wird er da direkt an einem Zahn fündig, wenn er mit Sonden danach sucht. Dort sitzen parodontale Entzündungen, also solche des weichen Zahnhalteapparats.

Auch der Knochen kann sich entzünden. Das passiert, wenn die parodontale Entzündung in ihn hineinwandert oder wenn ein Zahnnerv leidet oder abgestorben ist. Zähne, die noch nicht durchgebrochen sind, können sich ebenfalls im Knochen entzünden. Und Entzündungen können im Knochen zurückbleiben, auch wenn der betreffende, sie verursachende Zahn schon längst entfernt worden ist. Diese übrig gebliebenen Entzündungen, die sich so hartnäckig eingenistet haben, besitzen den schönen Namen NICO (*neuralgia inducing cavitational osteonecrosis* – neuralgieinduzierende hohlraumbildende Osteonekrosen).

Meist nisten sich in Entzündungsherden, in aktiven wie in chronischen, Bakterien ein. Die Mundhöhle ist sehr entzündungsanfällig und als Lebensraum der Mundflora nie keimfrei. Durch diese Kombination ist sie als Schauplatz von Entzündungen und Infektionen prädestiniert. Da der Körper sich nur undifferenziert durch die Entzündung ausdrücken kann, ist es oft schwer zu sagen, woher diese kommt: von mechanischer Belastung, von Keimen, aus dem Stoffwechsel, von einer Verletzung oder Toxinbelastung…? Meist ist es ein Geflecht von direkten und indirekten Einwirkungen und Kofaktoren, die sich dazugesellen.

Entzündungen der Zahnwurzel

Im Zahn befindet sich, fein säuberlich in Zahnsubstanz verpackt, die Pulpa, auch Zahnnerv oder Wurzel genannt. Dieses Weichgewebe im Zahninneren besteht aus Blutgefäßen, Nerven, Lymphe, Stammzellen usw. und ist nicht auf Entzündungen eingerichtet. Die Pulpa ist ein Warnorgan. Kommt es entgegen ihrer Natur zu einer Entzündung, kann sie sich nicht in Form einer Schwellung ausdehnen, wie es bei Entzündungen in einer anderen Körperregion üblich ist. Schon das erste Entzündungsanzeichen, die Hyperämie (verstärkte Durchblutung), kann dem Pulpengewebe und damit der internen Versorgung des Zahns gefährlich werden. Hyperämien kommen bei Irritationen der Pulpa vor, etwa wenn ein Zahn abbricht und der Nerv seine schützende Zahnhülle verliert. Er entzündet sich und stirbt irgendwann ab. Auch starke Abnutzung, Schädigungen durch Fremdstoffe, die der Nerv nicht verträgt, sowie ständige Überlastung durch Knirschen im Schlaf können diese Folge haben.

Es gibt also sehr vieles, was dem kleinen Zahnnerv auf die Nerven gehen kann. Entzündungen hier gehen von einer bereits entzündlichen Hyperämie über eine aktive, sehr schmerzhafte Entzündung weiter zu einer chronischen Inflammation bis hin zum völligen Zerfall des Nervs. In allen Phasen der Irritation schickt der Nerv Entzündungsbotenstoffe aus, die den Körper belasten. Da eine Hyperämie oft als „Empfindlichkeit" bagatellisiert und leider selten behandelt wird, kann ein Zahn über Jahre den Organismus stören, auch wenn er sonst keine Auffälligkeiten besitzt.

Der Schuster hat die schlechtesten Schuhe

Entzündungsschmerzen in der Mundhöhle werden häufig ausgeblendet, um den Körper nicht zu stören, oder an andere Körperstellen projiziert, um nicht ins Rampenlicht gerückt zu werden. Umso mehr müssen wir die Heilkraft der Mundhöhle erkennen und diesen Ort besonders pflegen. Der Mund ist ein Schlüsselorgan; trotz seiner Anfälligkeit hat er ungeahnte Potenziale, dem Körper zu helfen.

Der „Charme einer Wurzelbehandlung" hat als ironischer Gag sogar Eingang in eine Rede des amerikanischen Präsidenten Barack Obama gefunden. Viele Patienten haben Angst vor dieser Behandlung selbst oder, wenn sie bereits eine erlebt haben, davor, dass sie vergiftet werden. Die Angst ist verständlich, wenn man weiß, wie Zahnwurzeln in der Vergangenheit behandelt wurden. Als es noch keine richtigen Betäubungsmittel und keine passenden Werkzeuge, Medikamente und Materialien gab, war eine Wurzelbehandlung sicherlich eine Metzelei: Der Nerv wurde durch Arsen, Formaldehyd, Jodpasten oder Chlor-Kampfer-Menthol-Gemische abgetötet und der Nervenkanal notdürftig mit Medikamenten kaschiert, damit der Patient keine Schmerzen mehr hatte. Bei solchen Methoden ist es nachvollziehbar, wenn danach der tote Zahn den Körper so belastet, dass er krank wird.

Ein Fall vor etwa 20 Jahren öffnete unserem Team die Augen: Ein Metzgermeister war wegen Schmerzen, die in seinem Körper herumwanderten, berufsunfähig geworden. Im Zuge einer Zahnsanierung wurde eine historische Wurzelkanalfüllung erneuert. Von da an besserte sich sein Gesundheitszustand stark. Unter Mithilfe seines Orthopäden wurde er relativ schnell wieder so gesund, dass er seinen Beruf wieder aufnehmen konnte, in dem er bis heute arbeitet. Natürlich geben Fallbeschreibungen immer nur Einzelfälle wieder, sind schlecht auf andere übertragbar und daher immer mit Vorsicht zu genießen. Trotzdem soll an dieser Stelle die Angst vor der Wurzelbehandlung abgebaut werden, die leider immer noch dazu führt, dass zu viele Zähne gezogen werden, die man besser nicht ziehen sollte und durch eine andere Behandlungsweise in das Erfolgsteam „Mundhöhle" zurückholen könnte. Es ist selten eine gute Entscheidung, einen Zahn endgültig aufzugeben. Leider gibt es aber trotz immer besserer Möglichkeiten auch Zähne, die man nicht mehr retten kann, da sie dem Körper mehr schaden als nutzen.

Derzeit sucht die Forschung nach Wegen, wie man in Zähnen, die ihren Nerv aus welchem Grund auch immer verloren haben, eine neue Pulpa nachwachsen lassen kann. Dabei helfen die Stammzellen, die die Natur für Notfälle im Mundraum belassen hat, damit in dieser Region die Regeneration besser funktioniert (siehe Seite 114). Solche Stammzellen kommen nur im Mund- und Gesichtsbereich vor – ein Zeichen, wie wichtig der Mundraum für den Körper ist. Die Natur hätte sonst nicht den Aufwand betrieben, dort Stammzellen zu platzieren.

Die Methode, eine Zahnpulpa nachwachsen zu lassen, funktioniert schon sehr gut im Labor und bei Tieren. Es wird aber noch ein wenig dauern, bis sie sich als Standardbehandlung in der täglichen Praxis etabliert. Bis dahin ist auch eine perfekte Wurzelfüllung eine gute Lösung. Daher richte ich eine Bitte an die Patienten und an meine Kollegen: Retten Sie die Zähne, soweit es irgend möglich ist! Wenn ein Zahn verloren geht, ist ein Implantat für das System sicherlich besser als eine Lücke oder eine Brücke. Unsere Mundhöhle kann nur heilend wirken, wenn sich darin Zähne befinden.

Entzündungen des Zahnfleischs: Parodontitis

Neben der Pulpa ist eine weitere Struktur im Mund für Entzündungen anfälliger als andere im Körper: die PDL-Zellen (parodontale Ligamentzellen) des Zahnhalteapparats.

Die häufigste Krankheit nach Karies ist die Parodontalerkrankung.[42] Die meisten von uns haben sie tagein, tagaus als stillen
Begleiter im Mund, ohne etwas davon zu bemerken. Registriert
wird sie meist erst beim Zahnarzt. Ursachen und Wirkungen
von parodontalen Entzündungen sind sehr komplex. Sicherlich
liegt ihre Hauptursache in unserem zivilisatorischen Erbe. Unser
Körper kann sich unwahrscheinlich gut anpassen, gerade an nicht
so rosige Verhältnisse. Fakt ist aber, dass der Körper schwer mit
oralen Entzündungen umgehen kann: Zwar hat der Speichel
desinfizierende und heilende Eigenschaften (siehe ab Seite 100)
und kann so als Troubleshooter für andere Körperregionen dienen.
Sind allerdings die Mundhöhle und damit auch er selbst betroffen,
ist er überfordert.

Wie kommt es zu Zahnfleischentzündungen? Schwankungen des
Blutzuckerspiegels und damit verbundene Schwankungen des
Insulinspiegels schaden den Zellen des parodontalen Ligaments
mehr als anderen Zellen im Körper. Sowohl Über- als auch Unter-
zuckerung (Hyper- und Hypoglykämie) können das parodontale
Bindegewebe direkt oder indirekt schädigen.[43] Man unterschätze
nicht die Größe der Mundhöhle. Das epitheliale Bindegewebe
ihrer Auskleidung ist etwa so groß wie die Hautoberfläche des
Unterarms. Dieser Vergleich macht deutlich, welche Ausmaße und
damit welchen klinischen Stellenwert eine entzündliche Veränderung des oralen Bindegewebes haben kann.

Parodontitis und Diabetes

Bei einem ständig überhöhten Blutzuckerspiegel aufgrund einer
zu eiweiß- und zuckerlastigen Ernährungsweise erhöht der Stoffwechsel den Insulinspiegel stark, um die im Blut heranflutenden
Nährstoffe in die Zellen zu pressen, denn das ist immer noch
besser, als den schädlichen Zucker im Blut zu belassen. Was davon
nicht mehr in die Muskelzellen passt, wird dann in die unendlich

dehnbaren Fettzellen gestopft. Der Energiestoffwechsel wird ange-kurbelt, die Mitochondrien „überhitzen" sich, und es kommt auf lange Sicht trotz des Nährstoffüberschusses im Blut zu einem Energiemangel in den Zellen. ATP (Adenosintriphosphat), die „Energiewährung" der Zelle, kann nicht mehr hergestellt werden. Das blockiert Regenerationsprozesse, und man fühlt sich matt und energielos, obwohl der Stoffwechsel auf vollen Touren läuft. Kursiert ständig Insulin im Blut, reagieren die Zellen irgendwann überhaupt nicht mehr auf dieses Schlüsselhormon, und es kommt zur Insulinresistenz, die Ursache und zugleich Auswirkung von Parodontalerkrankungen ist: Diabetes Typ 2 führt zu Paradontal-erkrankungen, und diese begünstigen Diabetes – ein Teufelskreis. Irgendwann ist nicht mehr klar, was die Insulinresistenz mehr anheizt: die Parodontalerkrankung oder das Problem, mit dem Übermaß an Zucker nicht umgehen zu können.

Diabetiker beim Zahnarzt

In der Praxis bedeutet das, dass der Zahnarzt sehr einfach auf den Verlauf eines Diabetes Typ 2 Einfluss nehmen kann. Gerade bei Diabetikern ist es besonders wichtig, Entzün-dungen im Mund zu erkennen und zu behandeln, auch geringfügige Zahnfleischentzündungen oder verdeckte Entzündungen im Knochen, die von verlagerten Zähnen, Wurzelbehandlungen, Folgen von Knirschen oder Fehlfunk-tionen herrühren. Häufig muss während und nach einer solchen Therapie die Dosierung des Insulins neu eingestellt werden. Die zahnärztliche Therapie ist die Voraussetzung dafür, dass der übergewichtige Diabetespatient dank einer Ernährungsumstellung und/oder veränderten Lebensweise seine Insulindosis verringern oder ganz aufhören kann, sich Insulin zu spritzen.

Ähnliches gilt auch für andere Zivilisationskrankheiten wie multiple Sklerose, Demenz, Burn-out, Depression etc., die mit Zuckerüberschuss oder Insulinresistenz korrespondieren und daher mit dem entzündlichen Formenkreis in Verbindung gebracht werden können. Ein schwankender beziehungsweise überhöhter Insulinspiegel führt auch indirekt zu Schäden – durch unauflösbare Zellstoffwechsel-Endprodukte, die AGEs (advanced glycation endproducts), die aus Zuckerverklebungen entstehen. Die AGEs verstärken den Einfluss von Entzündungen noch weiter und zerstören das umliegende Weich- und Knochengewebe.

Das Zusammenspiel mit Bakterien und ihren Stoffwechselprodukten verstärkt die Entzündungswirkung. Die Mundflora verändert sich. Zusätzliche Dentalkeime können die Bakterienbesiedelung verstärken und den Verlauf der Entzündung beschleunigen. Die Speichelflüssigkeit verändert sich, und das Immunsystem des umliegenden Gewebes wird chronisch unterdrückt. Das führt zu zusätzlichen Infektionen.

Diese akuten oder chronischen Infektionen verändern direkt, nachhaltig und konstant den hormonellen wie auch den Stoffwechselstatus des gesamten Organismus.

Parodontalentzündungen werden in ihrer Größe und ihrem Ausmaß unterschätzt. Kleine Verletzungen mit einem scheinbar geringen Fokus, der im Blutbild nicht als gravierend erscheint, können aufgrund einer dauerhaften Anpassung des Systems im Verborgenen in geringen Dosen, aber für lange Zeit kontinuierlich Antigene und Entzündungsauslöser (Mediatoren) aussenden, die sich ausgehend vom Mund im gesamten Körper verbreiten und für Verwirrung sorgen. Die Zerstörung des parodontalen Gewebes kann zu Zahnlockerungen bis hin zum Zahnverlust führen, wobei die meisten Zähne im Alter zwischen 45 und 54 Jahren verloren gehen, auch wenn sie an sich gesund und funktionsfähig gewesen wären. Der Zahnverlust wiederum kann eine Kaskade an Wechselwirkungen von Funktionsstörungen (Bisslageänderung und

Abrasion) und Ausweich- sowie Ersatzbewegungen nach sich ziehen. Die Muskelketten der absteigenden Rumpfmuskulatur leiten das Problem weiter und verursachen Schmerzen in entfernten Körperregionen (siehe ab Seite 147) – und all das nur, weil etwas im Mund nicht so passt, wie es eigentlich soll.

Das Problem der Sepsis, bei der Keime von einer bakteriellen Infektion im Mund in andere Regionen wandern, wird unterschätzt. Die Bakterien können auf mehreren Wegen wandern, zum Beispiel durch die Blutbahn, den Darm, die Lymphe oder den Atem. Soweit überhaupt bekannt, handelt es sich bei den Keimen unter anderem um Streptokokken und Staphylokokken.

Parodontopathien können auch einen Einfluss auf den Verlauf und das Entstehen von chronischen obstruktiven Lungenkrankheiten haben. Bei schweren Parodontopathien liegt dieses Erkrankungsrisiko sogar bei 60 Prozent![44] Der Infektionsweg besteht dabei häufig im Einatmen von Keimen aus der Mundhöhle, darunter Bakterien, Mykoplasmen, Pilze, Parasiten und Viren. Der Mundraum scheint also ein Reservoir für die Erreger von Atemwegsinfektionen darzustellen.[45] Die Sterberate der Betroffenen war in der Vergangenheit sehr hoch.

Herzkrankheiten

Nur die Anwesenheit von Keimen löst noch keine Parodontitis aus. Erst die Wirtsfaktoren, also die Lebensbedingungen für Keime im Mund, bestimmen, ob und wann es zu einer Erkrankung kommt. Die Ursachen sind selten genetisch, sondern vielmehr umwelt- und verhaltensbedingt. Wichtige Einflussgrößen sind der pH-Wert sowie das Vorhandensein von Sauerstoff und Nährstoffen in den Mundhöhlentaschen.

Bestimmte Bakterien, die ohne Sauerstoff (anaerob) leben können (*Bacteriodes forsythus, Porphyromonas gingivales, Actinobacillus acti-*

nomycetemcomitans) bilden im Mund einen Biofilm. Ausgehend vom Zahnbelag (Plaque) umschließt diese Matrix die Bakterienpopulation.[46] Der Biofilm ist äußerst variabel und passt sich Veränderungen schnell und flexibel an. Gleichzeitig bietet er therapeutische Angriffsflächen: Man kann Entzündungen eindämmen, indem man die Keimlage verändert.

Bei entzündetem Zahnfleisch dringen nicht nur Bakterien und Keime, sondern auch entzündungsfördernde Botenstoffe in die Blutbahn. Das schadet den Gefäßen und steigert das Risiko für Herzinfarkt und Schlaganfall. Behandelt man die Parodontitis und optimiert die Mundhygiene, bessert sich innerhalb von sechs Monaten auch der Zustand der Blutgefäße. Der Zusammenhang zwischen Mund- und Herzgesundheit aufgrund der „Keimverschleppung" ist in der Medizin mittlerweile allgemein anerkannt. Dass Herzerkrankungen fast die Hälfte der Bevölkerung betreffen und über drei Viertel der Personen ab einem gewissen Alter Entzündungen im Mund haben, die diese verursachen können, darin liegt ein riesiges Heilungspotenzial.

Unerwartete Nebenwirkungen

Bei unerwünschten Nebenwirkungen fragen Sie bitte Ihren Arzt oder Apotheker … oder Ihren Zahnarzt! Nahezu alle Medikamente und fast jede Therapie haben Nebenwirkungen. Behandelt man die „Top 3" der häufigsten Erkrankungen (Karies, orale Entzündungen und orale Funktionsstörungen), kann sich das Potenzial der Mundhöhle als Ort der Heilung entfalten und unerwartete heilsame Wirkungen nach sich ziehen. Die Besserung von Herzproblemen ist im Laufe der Behandlung eine höchst erwünschte Nebenwirkung. Die Sorge um eine gesunde Mundhöhle ist also eine wichtige Prophylaxe gegen zivilisatorische Herzkrankheiten.

In der Vergangenheit bekamen Herzpatienten beim Zahnarzt eine Antibiose; mittlerweile ist dies laut dem Verband der Kardiologen nur noch bei Trägern von Transplantaten oder künstlichen Klappen nötig. Die Erkenntnis, dass man das Herz häufig von der Mundhöhle aus heilen kann, hat sich bereits durchgesetzt. Zahnherde können Herz- und Kreislaufbeschwerden verursachen, etwa die Myokarditis, eine Herzmuskelentzündung. Mögliche Störherde sind normal durchgebrochene Weisheitszähne, retinierte, also noch im Kieferknochen befindliche Weisheitszähne sowie Knochenentzündungen, die nach dem Ziehen eines Weisheitszahns zurückgeblieben sind, ferner tote Zähne, die oft eine Wurzelfüllung haben.

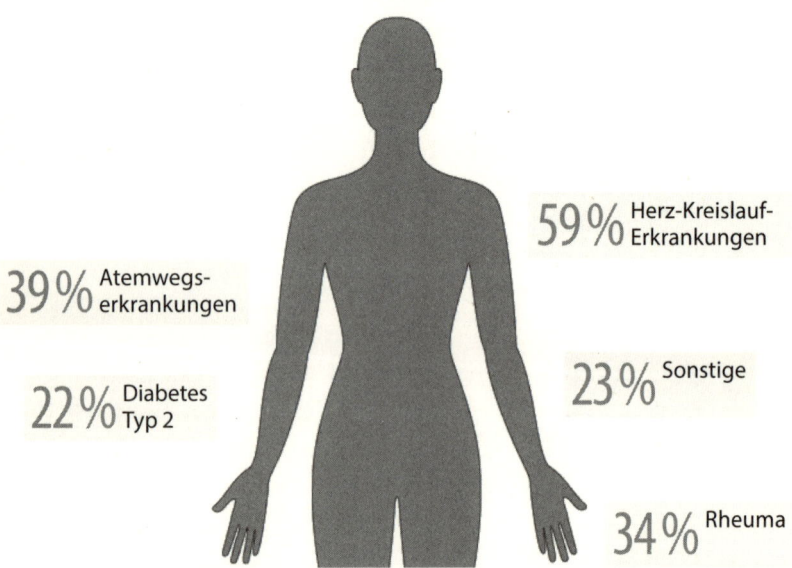

59 % Herz-Kreislauf-Erkrankungen

39 % Atemwegs-erkrankungen

23 % Sonstige

22 % Diabetes Typ 2

34 % Rheuma

Krankes Zahnfleisch – kranker Mensch

Herz- und Kreislaufbeschwerden treten oft nicht allein auf. An ihnen ist meist der ganze Körper beteiligt – vor allem Leber, Nieren, Schilddrüse, Blinddarm, Magen und Darm sowie Gelenke. Die Schwierigkeit bei diesen „Herderkrankungen" ist, dass sie nicht bemerkt werden.

Weitgehend unbekannt sind folgende Aspekte: Eine Parodontitis kann kardiovaskuläre Erkrankungen, Herzhypertrophie (übermäßiges Wachstum des Herzmuskels) und Herzfehler[47] sowie Atherosklerose[48] verursachen. Gerade die oft im Labor nicht feststellbaren „low grade inflammations" nagen im Verborgenen an unserer Gesundheit.[49] Diese Abkoppelungen sind therapeutisch eine Herausforderung, da die primäre Ursache, zum Beispiel eine Fehlbesiedelung des Zahnfleischs, nicht behandelt wird, sondern erst die Auswirkungen auf das Herz-Kreislauf-System.

Die Erkenntnis, dass man das Herz häufig von der Mundhöhle aus heilen kann, hat sich bereits durchgesetzt.

Herzbelastung wegen Amalgam-Quecksilber

Doch auch von den Zahnarztpraxen gehen Herzbelastungen aus. Wir Zahnärzte sind die Meister der Toxine, mit denen wir das Herz der Patienten täglich belasten, ohne es zu wollen. Am Beispiel von Metallen soll nur einer von vielen Regelkreisen genannt werden: Quecksilber (Hg^{2+}) aus Amalgamfüllungen kann Auswirkungen auf unser Herz haben. Quecksilber lagert sich in der Interzellularsubstanz ein, also zwischen den Zellen, aber auch im Zellinneren an Schlüsselstellen der Zellorganellen, zum Beispiel der Mitochondrien. Von dort aus verändert es die Grundregulation unseres Stoffwechsels. Dabei kommt es nicht etwa auf große Mengen an. Gerade kaum messbare subtoxische Dosen beeinflussen unauffällig, aber biologisch umso wirksamer den Stoffwechsel.[50] Die Folge sind Entzündungen.

Hg^{2+} hat es aber im Speziellen auf das Kalzium abgesehen. Im Zentrum der Begierde steht das sogenannte Zinkfingerprotein, das daran beteiligt ist, dass Kalzium in Zellen geschleust wird. Das kleine Protein organisiert aber noch mehr: Es steuert Andockstellen an den Zellen (Rezeptoren) für bestimmte Sexualhormone (Steroidhormone) wie das Weiblichkeitshormon Östrogen. Das ist der Grund, weshalb Quecksilber bei Frauen den Menstruationszyklus durcheinanderbringen kann. Auch Unfruchtbarkeit wird in diesem Zusammenhang diskutiert. Drittens spielt das Zinkfingerprotein eine Rolle bei der Bildung der Schilddrüsenhormone. Quecksilber stellt daher einen Risikofaktor für die Hashimoto-Thyreoiditis dar, eine Autoimmunkrankheit, die eine chronische Entzündung der Schilddrüse auslöst.

Unabhängig davon können defekte oder in ihrer Regulationsfunktion veränderte Zinkfinger schwere Zellschäden bewirken. Außerdem schädigt Hg^{2+} den Vitamin-D- und damit den Kalzium-Stoffwechsel. Ein weiterer Einfluss betrifft das Mitochondrium, den wichtigsten Kalziumspeicher. Das Energiekraftwerk der Zelle ist extrem anfällig für Schwermetalle und Entzündungen.

Der Herzmuskel hat – abgesehen von Eizellen – im Vergleich zu anderen Gewebetypen die höchste Zahl an Mitochondrien, die hier 30 bis 36 Prozent des Zellvolumens ausmachen.[51] Leistungssport kann die Mitochondriendichte noch verstärken. Diese gewährleistet eine verbesserte Leistung und schnellere Regeneration des Herzens. Eine Schädigung der Herzmitochondrien schädigt auch die mitochondriale DNA.[52] Sportler haben ein größeres Risiko, Schäden an den Herz-Mitochondrien zu erleiden.

Doch Mitochondrien sind nicht nur die Kraftwerke der Zellen, sie spielen auch eine wichtige Rolle bei der *cell danger response*. Diese „Gefahrantwort der Zelle" ist eine Kette von Signalen und stammt aus der Vergangenheit, als die Keimvielfalt unserer Umwelt noch bunter war. Sie diente als archaischer Selbstschutz des Körpers durch die Mitochondrien. Seine Warnung vor einem Virusangriff auf die Zelle löst eine Kaskade überlebenswichtiger Reaktionen der Zelle aus. Bei Schädigungen der Mitochondrien ist mit weitreichenden Konsequenzen zu rechnen in Bezug auf die Energieversorgung, (chronische) Entzündungen und die Abwehr viraler Infektionen.[53] Möglicherweise haben wir es hier mit einem bis dato unterschätzten „Immunsystem" zu tun, das bei Infektionen mit neuen Viren einspringen könnte.[54] Eine optimierte Mundhöhle ist somit auch ein Ort der Heilung für alle Mitochondrien.

Die Komplementär- oder Alternativmedizin kennt Meridianverbindungen von der Mundhöhle zu den inneren Organen, so auch zum Herzen. Hier seien die Weisheitszahnregion, die dahinter liegende Region (9er) und die Kiefergelenke erwähnt. Die Zahnärztin Rosemarie Mieg dazu: „Jede Injektion im Gebiss kann beherdete Weisheitszähne dazu stimulieren, Herz- und Kreislaufprobleme hervorzurufen. Das kann bis zur Ohnmacht führen. Bei jeder Injektion muss also erst einmal darauf geachtet werden, dass keine Störungen im Weisheitszahngebiet vorliegen."[55] Hier wird übersehen, dass das Unterspritzen von Meridianzonen um einen Zahn herum Spontanreaktionen bewirken kann, die Entzündungen verstärken können. Diese energetische Verbindung beeinflusst den Gesamtorganismus durch Entzündung und ist auch bei der Behandlung der Weisheitszähne und des Kiefergelenks zu beachten.

Dass heutzutage sehr viele Weisheitszähne nicht durchbrechen, mag mit unserer Ernährung zusammenhängen: Mangelnder Kaureiz und Umweltfaktoren hemmen direkt und indirekt das Wachstum der Kieferknochen. Das resultierende Platzproblem macht die Weisheitszähne zum Risiko. Eine Kiefergelenksbehandlung sowie die Behandlung eines Weisheitszahns hat immer eine mechanische, eine neurologische (neurobiologische) und parallel

Die Mitochondrien sind nicht nur die Kraftwerke der Zellen.

eine energetische Beeinflussung des Gesamtorganismus zur Folge. Besonders zu erwähnen sind Entzündungen (NICO; neuralgia-inducing cavitational osteonecrosis), die bisweilen nach der Entfernung eines Zahns oder einer Zyste im Knochen verbleiben und nicht ausheilen, sondern den Körper chronisch belasten. Sie haben auf allen drei Ebenen, der neurobiologischen, der mechanisch-entzündlichen und der energetischen, eine erstaunlich starke Wirkung auf den Organismus.

Diabetes vom Typ 2

Diabetes vom Typ 2 ist kein Zufall, sondern gehört zu den Zivilisationskrankheiten. Wie wir oben schon gesehen haben, kann sich der Körper nur durch eines mitteilen: Entzündung. Daher ist bei Diabetes wie bei allen Zivilisationserkrankungen eine chronische Entzündung im Gange. Man zählt diese Krankheiten zum „entzündlichen Formenkreis". Exemplarisch soll hier am Beispiel Diabetes gezeigt werden, welche Zusammenhänge internistische Erkrankungen mit dem Mund und dem Gebiss haben können.

Bei Diabetes werden zwei Formen unterschieden. Vereinfacht gesagt ist bei dem ererbten Typ 1 die Bildung des Hormons Insulin gestört, bei Typ 2 können die Zellen das Insulin nicht nutzen, weil die Schlüsselstellen (Rezeptoren) an den Zellen wegen des Zucker- und im Gefolge Insulinüberschusses im Blut „dichtmachen" (fachsprachlich: Hyperglykämie und Hyperinsulinämie mit resultierender Insulinresistenz). Typ 2 kommt nur in Ländern vor, in denen der Kohlenhydratgehalt aus Zucker und Auszugsmehlen 4 Prozent der Nahrungszufuhr überschreitet, also in den meisten Industriestaaten und mittlerweile auch Schwellenländern. Je wohlhabender die Menschen sind, umso mehr werden sie anstelle der Armut von anderen Belastungen heimgesucht.

Insulin wurde früher in der Massentierhaltung als Masthormon verwendet und ist mittlerweile in Deutschland verboten, denn ein ständiges Insulinhoch im Körper von Tier (und Mensch) blockiert die Fettverbrennung. Der Energiestoffwechsel läuft auf Sparflamme, und im Blut heranflutende Nährstoffe (vor allem Zucker und Fette) werden direkt in die Fettzellen verfrachtet, die unendlich dehnbar sind.

Die Diabetesrate ist weltweit stark steigend; man spricht von einer Epidemie, die die Gesundheitssysteme der Welt immer mehr belasten wird. In den Industrieländern liegt der Anteil der Diabetiker in der Gesamtbevölkerung bei 12 Prozent – Tendenz steigend. Derzeit sind 20 Prozent der Deutschen zwischen 55 und 74 Lebensjahren an Diabetes erkrankt.[56] Babys von übergewichtigen Schwangeren werden schon als Diabetiker geboren, und immer mehr (dicke) Kinder und Jugendliche gehören zu den Patienten von Diabetologen. In einer prothetisch und implantologisch orientierten Zahnarztpraxis ist daher die Wahrscheinlichkeit, dass man Diabetiker zu behandeln hat, sehr hoch.

Symptome und Folgen

Die Symptomtrias aus Polydipsie (übermäßiger Durst), Polyurie (übermäßiges Harnlassen) und Polyphagie (Heißhunger) ist für die Zahnheilkunde relevant, weil ein unkontrolliertes Essverhalten unweigerlich mehr Karies entstehen lässt. Die „Stephanskurve" verdeutlicht diesen Zusammenhang: Mundbakterien verwerten Zucker für ihre Energiegewinnung.

Diabetes vom Typ 2 ist kein Zufall, sondern gehört zu den Zivilisationskrankheiten.

Dabei entsteht Milchsäure, die den Zahnschmelz angreift. Hauptkomplikationen des Diabetes als Folge der Hyperglykämie (überhöhter Blutzuckerspiegel) sind Retinopathie (Erkrankung der Netzhaut im Auge), Nierenkrankheiten, Nervenerkrankungen, Durchblutungsstörungen und vor allem orale Entzündungen. All diese Beschwerden haben einen direkten Bezug zur Zahnheilkunde,[57] die durch eine Optimierung der Verhältnisse in der Mundhöhle das Krankheitsgeschehen positiv beeinflussen kann.

Ursachen

Die Betrachtung der Krankheitsursachen muss zwangsläufig wieder mit unserem altsteinzeitlichen Stoffwechselerbe beginnen, denn der menschliche Stoffwechsel ist auf die moderne Ernährung und insbesondere die Flut von Zucker und tierischem Eiweiß einfach nicht vorbereitet. Das Entgleisen des Stoffwechsels ist damit fast schon programmiert.

Die Frage nach der individuellen Ursache von Diabetes betrifft die pränatale Vergangenheit: Die Ernährung der Mutter prägt den Stoffwechsel des Ungeborenen im Mutterleib. Der Glukosegehalt der mütterlichen Nahrung bedingt die Zahl und auch die Sensibilität der Insulinrezeptoren in den Zellmembranen des Embryo Noch im Bauch der Mutter wird das Kind auf seine spätere Umgebung vorbereitet: Festgelegt werden nun Telomerlänge,[58] Zellalterung[59] und die Art der Stressbewältigung, die wiederum eine Glukoseintoleranz verursacht.[60] Auch die Funktion der Glukose im Gehirn wird bereits in der Gebärmutter bestimmt,[61] was die ständige Lust auf Zucker im späteren Leben bestimmen wird, den „Brain Pull", wie ihn der Hirnforscher Achim Peters nennt.

Weitere vorgeburtliche Faktoren, die Diabetes begünstigen können, sind die genetische Vererbung an sich[62] sowie Einflüsse seitens der Eltern. Wenn beide Elternteile Diabetiker sind,[63] rauchen oder sich falsch ernähren,[64] sind dies Risikofaktoren. Besonders stark sind die Auswirkungen von fettleibigen Müttern und Vätern und von deren Ernährung auf die spätere Insulinkompetenz und Entzündungsneigung der Kinder.[65] Ein weiterer Faktor ist die ererbte mehr oder weniger ausgeprägte Fähigkeit, Inhaltsstoffe der Nahrung schmecken und wahrnehmen zu können, die Folgen für den Stoffwechsel hat.

Insulin und Zellstoffwechsel

Bei Diabetes vom Typ 2 stehen die Insulinrezeptoren an den Muskelzellen im Fokus. Von ihnen hängt es ab, wie viel an Glukosetransportern (GLUT4) vom Zellinneren an die Zellaußenhaut transportiert werden und wie viel Glukose aus der Zelle heraustransportiert wird oder den Mitochondrien zur Energiegewinnung zur Verfügung steht.

Insulin reguliert in der Zelle neben der Zellteilung auch den Stoffwechsel. Es ist unter anderem beteiligt an der Phosphorylierung (reguliert biologische Prozesse in der Zelle) und an der Synthese und Mobilisation von Glukagon, dem Zuckerspeicher und Gegenspieler des Insulins. Das Insulin ist also nicht nur ein Dickmacher, sondern eigentlich ein recht positiver Alleskönner! Diabetes ist genau genommen keine „Zuckerkrankheit", sondern eine Insulinresistenz, die bizarrerweise mit der Gabe von Insulin behandelt wird und nicht durch Bekämpfung der Hauptursache, der Überflutung des Organismus mit Zucker und Insulin.

Funktionieren die Insulinrezeptoren nicht mehr, was zu viel Insulin, Schwermetallbelastungen, zu viel Glukose und weitere Faktoren verursachen können, beginnt eine Kaskade der Verwüstung. Die Glukosetransporter (GLUT4) werden nicht angefordert und transportieren keine Glukose mehr in die Zelle. Die Glukose bleibt daher im Blut und richtet dort Schäden an. Die Energiegewinnung kommt zum Erliegen, da in den Zellen Energiemangel herrscht. Die Mitochondrien, die Energieerzeuger des Körpers, werden heruntergefahren. Ein weiterer sehr negativer Nebeneffekt: Die Zelle kann weniger Kalzium aus dem Mitochondrium pumpen, was zerstörerischen oxidativen Stress für die Zelle und das umliegende Gewebe bedeutet.

Derzeit sind 20 Prozent der Deutschen zwischen 55 und 74 Lebensjahren an Diabetes erkrankt.

Der Ursprung der Insulinresistenz liegt in der Muskelzelle: Diese fährt die muskuläre Zuckerspeicherung herunter und bewirkt gleichzeitig eine Verfettung der Leber. Der Gehalt an Speicherzucker (Glykogen) in der Zelle sinkt. Die Mengen von Stickstoffverbindungen, Milchsäure und Harnstoff, Harnsäure und Fettsäuren steigen hingegen an. Außerhalb der Zelle steigen die Pegel von Glukose, HbA1c und Fetten weiter an, ebenso die Leberwerte. Es kommt zur diabetischen Krise.

Gesunder Mund – gesunder Stoffwechsel

Je achtsamer wir mit unserer Mundhöhle als heilendem Ort umgehen, umso leichter findet der gesamte Körper Heilung. Eine andere Lebensweise und Ernährungsumstellung allein beseitigen Diabetes nicht. Die Heilung kann nur über eine gesunde Mundhöhle stattfinden. Der Mund ist ein Ort der beginnenden Heilung und muss als solcher gepflegt werden. Sich so zu verhalten und so zu leben, dass keine Zahnprobleme auftreten, ist neben der Vermeidung von Übergewicht die beste Prophylaxe von Diabetes!

Noch weitere Faktoren sind entscheidend für das Auftreten von Diabetes. Zuallererst entscheidet der Bauchumfang über die Wahrscheinlichkeit der Entstehung von Diabetes. Dicke Menschen haben schlechte Karten,[66] wobei das Mehr an Gewicht neben der Beeinträchtigung vieler Körperfunktionen vornehmlich Entzündungen auslöst.[67] Diese setzen im Bauch Fettsäuren frei, die wiederum eine Kette von Signalen auslösen, was zu einem Teufelskreis von Entzündungsfaktoren (TNF-α und IL-6)[68] führt.

Die verminderte Aktivität der Mitochondrien sowie der erhöhte Fettgehalt bewirken ihrerseits eine Insulinresistenz.[69] Wenn im Nervenfettgewebe (Myelin) Toxine wie zum Beispiel Quecksilber zwischengeparkt sind, bedeutet dies eine Zusatzbelastung.

Eine Sonderstellung nimmt ein ganz besonderer Stoff namens Osteopontin ein, der unter Einwirkung von Vitamin D_3 jene Zellen anregt, die für den Knochenstoffwechsel verantwortlich sind.[70] Osteopontin ist an der Aktivierung von Entzündungsfaktoren beteiligt[71] und dadurch wiederum mit Stoffwechsel-Dysfunktionen und Insulinresistenz verquickt. Diese Teufelskreisbeziehung erklärt den gestörten Knochenstoffwechsel, der in der Mundhöhle über dauerhaft festen Sitz von Implantaten im Knochen oder aber fortschreitende Parodontitis entscheidet.

Unter dem Gesichtspunkt Diabetes sollte man sich vor Bagatell-entzündungen hüten![72] Man kann davon ausgehen, dass gerade sie es sind, die den exponentiellen Anstieg von Diabetes in unserer Gesellschaft erklären. Chronische entzündliche Veränderungen münden letztlich auf zellulärer Ebene in die Mitochondriopathie. Sie versetzen den Körper immer in eine zelluläre Schonhaltung, den *slow mode.*

Ein erhöhter Glukosespiegel (Hyperglykämie) führt zu mehreren nachteiligen Störungen des Glukosestoffwechsels:
1. Schäden im Gewebe nicht insulinabhängiger Organe wie Nerven, Augenlinse, Nieren, Blutgefäße, Herz
2. Bildung von AGE's *(advanced glycosylated endproducts)* mit ähnlichen Folgeschädigungen wie unter 1[73]
3. Änderungen im Tryptophanstoffwechsel mit der Folge von Nervenschäden im Gehirn. Im Vergleich zu Nicht-Diabetikern ist bei Diabetikern der Gehalt an Tryptophan im Speichel signifikant erhöht.[74] Schädigende Wirkungen lassen sich also einfach im Mund messen und über die Behandlung der Mundhöhle ausgleichen.

Die Folgen von Diabetes für den Körper

Neben schwerwiegenden Folgeerkrankungen treten Entzündungen und Störungen im Stoffwechsel des Knochens (Osteopontinmangel beeinträchtigt den Vitamin-D- und Kalziumstoffwechsel) auf, was eine deutlich schlechtere Heilung nach zahnärztlichen Behandlungen bewirkt. Chirurgische Eingriffe wie Zahnextraktionen oder Implantationen werden aufwendiger und riskanter und gelingen bisweilen gar nicht. Gründe genug für Zahnarzt und Patient, gemeinsam das diabetische Risiko zu minimieren!

Die große Menge von Tryptophan in Testproben bewirkt bei Diabetikern wegen der Stoffwechselinkompetenz verblüffenderweise eine paradoxe Reaktion, nämlich einen Serotoninmangel (Depression, Burn-out) sowie einen Melatoninmangel mit all seinen Konsequenzen: Schlafmangel, Störungen von Regenerationsfähigkeit, Wach-Schlaf-Rhythmus, Sexualität usw. Diabetiker sind insofern einer zusätzlichen Belastung ausgesetzt und haben ein größeres Risiko psychischer Erkrankungen.

Zu guter Letzt kommt noch die weniger bekannte Anthranilsäure ins Spiel, die ebenfalls im Tryptophanstoffwechsel eine Rolle spielt. Ihr kommt besondere Bedeutung zu, da sie tückisch wirkt: Sie gilt als Indikator für Selbstzerstörungsprozesse im Organismus[75] mit hohem Oxidationspotenzial[76] und ist damit stark zellschädigend. Sie wirkt überdies etwa wie ein Hormon.[77]

Neben den genannten Auslösern und Mechanismen schädigen Glukoseschwankungen direkt die PDL-Zellen, und die Fibroblasten im Zahnhalteapparat entzünden sich. Der Zahnhalteapparat hat also eine Sonderstellung bei der Entstehung von Entzündungen. Das Zahnfleisch ist mit einem Seismografen vergleichbar, der dem Körper zusätzliche Informationen über den Stand der möglichen Schädigung durch zu viel oder zu wenig Zucker gibt.

Es folgen die Phasen der parodontalen Zerstörung,[78] die dieses Warnsystem noch verschärft. Die parodontale Entzündung begünstigt nun wieder eine Insulininkompetenz, erzeugt sozusagen selbst Diabetes, und gleichzeitig begünstigt Diabetes wiederum Entzündungen des Parodonts. Dieser Teufelskreis ist nur zahnmedizinisch zu durchbrechen. Wird dies nicht unternommen, ist die Mundhöhle zunehmend auf Heilung angewiesen, wo sie doch mit wenig Aufwand selbst zum Ort der Heilung werden könnte.

Bei Diabetikern ändert sich die Mundbiota, und im Gefolge nehmen die Plaqueanlagerung und die Zahntaschenbildung zu. Nur eine Milieuänderung kann den Biofilm ändern.[79] Dagegen sollten Zahnarzt und Patient gemeinsam tätig werden.

Skelett und Bewegungsapparat

Im Mund bestimmen die Zahnhöcker die Lagebeziehung der Zähne: Die des Oberkiefers und des Unterkiefers verzahnen sich beim Beißen und Kauen miteinander. Die Kiefergelenke wiederum bestimmen die Lage der Halswirbelsäule, des Gleichgewichtsapparats (mit Augenansteuerung, Bogengängen etc.) und die Ansteuerung der absteigenden Muskelketten und Faszien (siehe Kasten). An der Mundregion laufen alle Informationskanäle zwischen Rumpf und Kopf vorbei. Hier wird die gesamte Motorik (Bewegung) gesteuert. Daher haben die beiden Kopfgelenke der HWS (C1, C2) 1000-mal mehr sensomotorische Taster als die übrige Region. Deshalb und dank der Informationen vom Gleichgewichtsorgan, von Augen, Nase und Mund können wir den Kopf schnell und präzise bewegen. Der Mundöffner *Musculus pterygoideus,* einer der vier Kaumuskeln, die mit dem Kiefergelenk verbunden sind, hat ebenfalls die 1000-fache Nervendichte.

In der gesamten Rumpfmuskulatur sind die Muskeln durch Nervenknoten (Ganglien) verschaltet. Muskeln sind vergesslich; schon nach 20 Minuten ist die Erinnerung an die letzte Aktivität gelöscht. Im Bereich der Kaumuskulatur ist das anders: Sie ist direkt motorisch, fast schon reflektorisch, mit dem Kleinhirn verschaltet. Diesem als Steuerorgan übergeordnet ist der Thalamus, das Tor zum Bewusstsein. Er gilt als Entscheider über Tag und Nacht, über Liebe, Emotionen, körpereigene Endorphine … Zum einen ist dank der Direktverschaltung mit dem Kleinhirn die Reaktionszeit der Muskeln kürzer, zum anderen sind die Kau- und Nackenmuskeln nicht „vergesslich". Alte Muster sind und bleiben zentral gespeichert und können sogar auf Nachkommen weitervererbt werden. So bilden sich in Familien Eigenheiten aus. Im Zentrum dieser Anpassungsfähigkeit steht die Mund-Hals-Region in ihrer wichtigen Schlüsselstellung. Das unterstreicht das Potenzial dieser Region für den Körper.

Abbeißen und Kauen und andere Mundbewegungen erfordern ein komplexes Zusammenspiel der ganzen Mundmuskulatur. Das Speichern dieser vielschichtigen Bewegungsmuster ist vorteilhaft, da diese lebensnotwendig sind und jederzeit abrufbar sein müssen. Allerdings ist es im Vergleich mit der übrigen Muskulatur hier schwerer, alte Muster zu verlassen und sich zu entspannen. Das lässt sich beispielsweise bei Menschen beobachten, die mit den Zähnen knirschen. Sie können davon nur dauerhaft loskommen, wenn das Problem an der Ursache angegangen wird. Um bei ihnen einen nachhaltigen Therapieerfolg zu erzielen, ist es immer notwendig, die emotionale und psychische Seite mitzubehandeln.

Ein anderes gutes Beispiel für das Phänomen Direktverschaltung sehen wir bei der Beobachtung von Tieren: Beobachten Sie einmal, wie eine Katze nach dem Aufwachen gähnt und sich dehnt. Damit löscht sie alle Vorinformationen der beteiligten Muskeln, und nur ein paar wenige Muskeln am Körper verbleiben in einem leichten Tonus (Spannungszustand). Dieser ist eine Grundaktivität, die es möglich macht, bei Bedarf schnell agieren zu können (Overflow). Diese Vorspannung ist kulturell unterschiedlich ausgeprägt.

Wir im industrialisierten Westen machen sie über die Kaumuskulatur. Verspannt sich diese, handelt es sich um Abkoppelungen, zentrale Muster, die im Gehirn abgespeichert werden. Eine komplette Entspannung der Kaumuskulatur ist nun gar nicht mehr möglich. Sie ist auch während der Ruhephasen immer vorgespannt. Wir stehen unter Dauerspannung, weshalb eine Erholung nur noch teilweise funktioniert. Die Heilung des Problems über die Mundhöhle (NAM-Region) ist durch eine Musterunterbrechung – etwa durch Entspannungsübungen (Beispiele ab Seite 222) – sehr einfach möglich. Diese bringt Entspannung für den ganzen Körper mit sich.

Eine enge funktionelle Verbindung besteht auch zwischen der Mund- und der Becken- und- Genitalregion. Das macht es möglich, über die Mundregion (NAM-Region) positiv auf diese einzuwirken. Sehen wir uns dies genauer an: Die drei gestaffelt angeordneten Halsmuskeln *(Musculi scaleni)* gelten als die „kleinen Brüder" der Beckenmuskeln *psoas* und *iliacus*[80] – eine Achse zwischen Mund und Becken beziehungsweise Genitalien auf muskulärer Ebene. Funktionsstörungen in der Mundregion (NAM-Region) sowie Probleme mit der Halswirbelsäule gehen oft mit Verkürzungen und deshalb Schmerzen des *Musculus psoas* einher. Diese Schmerzen projizieren sich gerne auf die Bauch- und Magengegend. Magen- oder Hüftschmerzen vieler Leistungssportler, die wir in unserem Ärztenetzwerk behandeln, sind daher in Wirklichkeit Schmerzen der Beckenmuskeln, die eigentlich von der Halswirbelsäule herrühren und ihre Ursache in der NAM-Region haben. Nach Dr. Kurt Mosetter haben über 50 Prozent der Athleten damit zu kämpfen.

Solche Beschwerden haben aber nicht nur Leistungssportler. Bei Frauen kann sich die beschriebene Verschaltung darin ausdrücken, dass sie orgasmusunfähig sind (Dysorgasmie) und keine Kinder bekommen können. Männer tendieren zur Impotenz. Bei beiden Geschlechtern ist Endorphinmangel die Folge.

Mund und Faszien

Um den Mundraum wirklich zu verstehen, sollten wir noch einen Blick auf die Kopf-Hals-Region werfen, die von allen vier Hauptfaszien des Körpers durchzogen ist. Dazu zählen

- die oberflächliche Rückenlinie,
- die oberflächliche Frontallinie,
- zwei Laterallinien und
- die Spirallinien.

Die vier Hauptfaszien (siehe dazu die Abbildung auf der nächsten Seite) sind eine entscheidende Datenverbindung von Kopf bis Fuß. Sie liefern laut neuerer Forschung 80 Prozent der Wahrnehmungen der eigenen Körperbewegungen (Propriozeption). Sie verlaufen entlang den in der TCM bekannten Meridiansträngen. Faszien sind bindegewebige Kommunikationsbahnen, die lokale Beschwerden auf entlegene Bereiche projizieren können, also beispielsweise von der Stirn in die Fußsohle, von einem Oberkieferbackenzahn rechts zum linken Knie, vom Unterkieferfrontzahn zum kleinen Becken usw. Es gibt zahllose Verbindungsvariationen.

Mit dem Informationssnetz der Faszien verfügen wir über ein unwahrscheinlich großes Potenzial, von der NAM-Region (Mundhöhle) aus den gesamten Körper zu heilen.

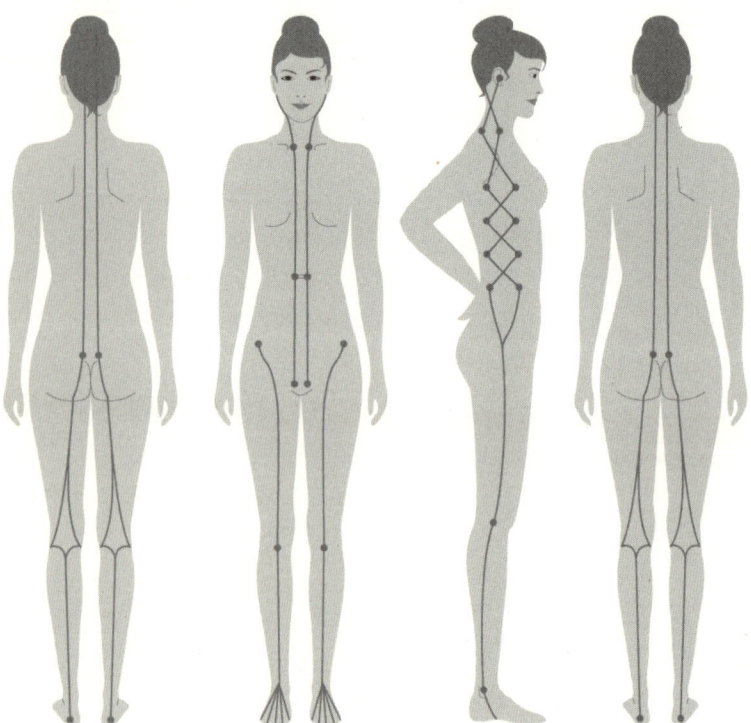

Die vier Hauptfaszien

Von links nach rechts: oberflächliche Rückenlinie,
oberflächliche Frontallinie, zwei Laterallinien und die Spirallinien

Special: *Alleskönner Faszien*

Faszien – das Geflecht des Bindegewebes – durchziehen den ganzen Körper und spielen bei jeder Bewegung mit. Lange galten sie schlicht als Verpackung. Doch Entdeckungen der letzten Jahre zeigen völlig neue Aspekte des unscheinbaren weißen Geflechts. Faszien gelten inzwischen als Herkunftsorte bisher unerklärbarer Beschwerden, von Immunproblemen und von Volkskrankheiten wie Schmerzsyndromen. Umgekehrt können sie auch die Quelle von Heilung sein und dabei helfen, den Körper gesund und leistungsfähig zu erhalten. Lange Zeit dachte man, dass Faszien rein passive Gebilde sind, die keine Eigenaktivität entfalten können. In der anatomischen Forschung wurden sie immer gleich entfernt, um den Wissenschaftlern einen freien Blick auf das körperliche Innenleben zu gewährleisten. Aber alle Gewebepartien von den obersten Hautschichten bis ins tiefste Innere des Körpers sind miteinander vernetzt. Alle Strukturen sind linear und dreidimensional verbunden.

Faszien haben wichtige Funktionen

- Schützen, Stützen und Formen des Körpers
- Kommunikation zwischen den Muskeln
- Eigenwahrnehmung des Körpers
- Kraft übertragen, Spannung halten, dehnen
- Versorgungsbahnen des Stoffwechsels
- Immunschutz und Immunmodulation
- Verbindungen zu Geist und Psyche

Faszien lassen sich sehr einfach trainieren. Ideal sind dazu schwingende Bewegungen wie Tanzen – beim Mund auch Singen –, aber auch ein bewegter Tagesablauf kann viel helfen. Viele Kulturen haben versucht, diese Möglichkeit der Heilung durch Bewegung in Form von zum Beispiel Yoga, Tai-Chi oder Qi-Gong zu kultivieren. Leider fehlen bei den jeweiligen Übungen die Bewegungen des Mundes. Es ist uns überlassen, die traditionellen Bewegungsabläufe durch eine neue Kultur der Mundpflege zu ergänzen. Diese besteht nämlich nicht nur im Zähneputzen, sondern aus weit mehr.

Die Mundregion hat Muskeln und Bänder, Faszien und Nerven, die bewegt werden wollen, damit die Heilung durch sie fließen kann. Gezielte Mundbewegungen (siehe ab Seite 228) helfen dabei, die Faszien zu stärken und die bindegewebigen Strukturen im Körper elastisch zu halten. Faszientherapeuten und Osteopathen arbeiten mit einer ganzheitlichen Sicht auf den Körper, die sie mit Erkenntnissen aus der Forschung der Schmerzentstehung kombinieren. Schmerzen behandeln sie nicht nur lokal, sondern suchen nach ihren Zusammenhängen, setzen sie in Verbindung mit ihren Ursachen und lösen sie auf.

Netzknotenpunkt Mundregion

Alle zentralen Versorgungsleitungen und Informationsstränge des Körpers – also Blut- und Lymphgefäße, Nerven und Meridiane – durchziehen die NAM-Region. Das zeigt, wie wichtig diese Region ist. Sie scheint ein Nadelöhr zwischen Kopf und Rumpf zu sein und den Kopf mit zu koordinieren. Die NAM-ZahnHeilkunde hat die Meridianlehre integriert, weil sich Zahnprobleme wie auch ihre Behandlung durch die unsichtbaren Energieleitbahnen auf weiter entfernte Körpergegenden auswirken können. Tatsächlich kommt das Denken der TCM, deren Kern die Erkenntnis ist, dass alles mit allem verbunden ist, den komplexen Zusammenhängen in unserem Körper sehr nahe. Nur die Meridianlehre macht deutlich, wie wichtig die Informationsübertragung eines Zahns für den Körper ist. Die Aktivität jedes Zahnes speist Energie in das

System ein. So arbeiten beispielsweise Mund und Füße zusammen: Das Laufen aktiviert Fußreflexzonen, das Kauen die Meridiane der einzelnen Zähne. Kauen und Laufen liefern Energie. Mundakupunktur und Fußakupressur lassen sich daher therapeutisch sehr gut verbinden und ergänzen einander. Fehlt ein Zahn, besteht ein Mangel, der sich dem Körper mitteilt; ist ein Zahn krank, wird diese Information ebenfalls weitergetragen. Die TCM lehrt uns, wie wichtig jeder einzelne Zahn ist. Weiter legt sie nahe, dass zu harte Materialien wie Titan oder Keramik eine ungewollte Informationsweiterleitung bewirken können. Bei Implantaten sind schwingende und restelastische Systeme vorzuziehen.

Änderungen in der Mundhöhle haben einen stärkeren Einfluss auf den Organismus als solche in anderen Körperregionen. Ändert sich zum Beispiel der Biss nach einer Zahnbehandlung, ändert sich auch die Lage des Kiefergelenks und damit der Halswirbelsäule. Eine Funktionsstörung tritt ein, die sich nach oben fortpflanzen kann. Die Auswirkungen wandern von der Mundhöhle etwa zu den Augen. Es kann zu Schwindel, Doppelbildern und Augenentzündungen kommen.

Oder das Problem wandert abwärts: Belastet eine Bissveränderung die Halswirbelsäule übermäßig, ändert sich der Haushalt des Schlafhormons Melatonin – besonders bei nächtlichem Zähneknirschen. Es kommt zu zentralen Störungen im Gehirn, die das gesamte Hormonsystem ins Wanken bringen können. Ins Ungleichgewicht kommen neben anderen Botenstoffen das sogenannte Wohlfühlhormon Serotonin (Vorstufe von Melatonin), das Melatonin oder das antidiuretisches Hormon (ADH), das hilft, den Urin so zu konzentrieren, dass man ohne Bettnässen durchschlafen kann. Sogar der Renin- und Angiotensinhaushalt, der den Flüssigkeits- und Elektrolythaushalt des Körpers reguliert und entscheidend auf den Blutdruck einwirkt, kann gestört werden. Die von uns entwickelte NAM-Schiene (siehe Seite 62) hat sich als Hilfsmittel dagegen recht gut bewährt.

Die Verbindung Mund–Hals

Alles, was durch den Hals verläuft, lässt sich gut durch die
Mundhöhle optimieren: Durch die Halswirbelsäule (HWS)
verlaufen sogenannte Konvergenzen – Leitungsbahnen,
die die HWS samt angrenzenden Ganglien als Steuerungs-
organ benutzen. Da die HWS über das Kiefergelenk ihren
Halt in der Okklusion (Kontakt zwischen den Zähnen des
Ober- und des Unterkiefers) hat, ist eine direkte Ansteuerung der Mundhöhle auf diese Konvergenzen als über-
geordnetes Organ eine Folgeerscheinung oraler Vorgänge.

Bislang sind folgende Konvergenzen bekannt:
1. Beeinflussung des Sympathikus des vegetativen
   Systems (Sympathikusirritation)
2. Beeinflussung des Parasympathikus des vegetativen
   Systems: Parasympathikuskonvektion (ventraler Vagus)
3. Beeinflussung des Parasympathikus des vegetativen
   Systems: Parasympathikushemmung (dorsaler Vagus)
4. Ansteuerung des Trigeminusnervs per Umleitung über
   Bereiche der HWS (cervico-trigeminale Konvektion)
5. Verbindung der Vestibulariskerne mit der HWS (cervico-
   vestibuläre Konvektion)
6. Beeinflussung der Melatoninproduktion über Bereiche
   der HWS (Melatoninachse)
7. Interne Schleife zwischen Zervikal- und Vestibularis-
   bereich (zerviko-vestibulo-zervikale Schleife)
8. Ansteuerung der Speichelproduktion über Einfluss-
   nahme von Bereichen der HWS (Speichelkonvergenz)
9. Verschaltung der Zungeninnervation über Bereiche der
   HWS (Zungenkonvergenz)
10. Gleichgewichtsbeziehungen zwischen Augenansteue-
    rung und HWS (Okulo-Sympathico-Konvergenz)

11. Verschaltung der Schlundinnervation über Bereiche der HWS (Laryngealkonvergenz)
12. Gegenseitige Beeinflussung der Stressachse und der HWS (Stresskonvergenz)
13. Gegenseitige Beeinflussung der Halsdurchblutung und der HWS (Carotiskonvergenz)
14. Verbindung und Beeinflussungen zwischen Mundhöhle, HWS und Genitalien (orogenitale Konvergenz)

Weitere Krankheitsbilder mit komplexen Vernetzungen

Ohrbeschwerden: Die angeführten Konvektionen belegen, dass Probleme in der Mundregion die Funktionen des Ohrs beeinträchtigen, also zu Schwindel, Gleichgewichtsstörungen, Tinnitus, eingeschränktem Hören und Ohrenentzündungen führen können.

Sympathikus und Parasympathikus: Wegen der engen Lagebeziehung der Halswirbelsäule mit den Kiefergelenken – besonders deren bilaminärer Zone des dorsalen Teils der Kiefergelenke – können die zum vegetativen Nervensystem gehörigen Nerven Sympathikus und der Parasympathikus beeinflusst werden. So kommt es zum Beispiel zu verstärkter Produktion von Stresshormonen wie Adrenalin beziehungsweise Noradrenalin.

Beschwerden im Rumpf: Störungen in Kiefergelenk und Halswirbelsäule können zu dorthin ausstrahlenden Schmerzen führen. Die Nervenbahnen des kardiopulmonalen Systems, also der Funktionseinheit aus Herz und Lunge, sowie der gesamte Verdauungstrakt und Urogenitalbereich können beeinflusst werden. Das beeinträchtigt direkt die Funktionen der Organe. Fehlfunktionen belasten auch Milz, Bauchspeicheldrüse und Schilddrüse.

Psyche und Geist: Neurologische Ursachen schlagen sich auf die Seele durch. So kommt es zu neurologischen und neurobiologischen Wechselwirkungen. Seitens der Blutversorgung bedeutet eine Dysfunktion der Arterien, die den Kopf versorgen, dass das Gehirn durch die Arterien weniger sauerstoffreiches Blut bekommt. Wird die Steuerzentrale im Kopf schlechter versorgt, stellen sich Konzentrationsschwierigkeiten ein, die geistige Leistungsfähigkeit verringert sich, die Wahrnehmung kann sich verändern. Emotionale und psychische Veränderungen sind die Folgen. Kurzum: Probleme in den Arterien belasten auch die Psyche.

Missbildungen und Entwicklungsstörungen der Zähne können erblich sein.

Muskelverkürzung: Eine Funktionsstörung des Kiefergelenks und/oder in der Halswirbelsäule zieht eine symmetrische oder asymmetrische Verkürzung der Muskeln nach sich. Diese hat direkten Einfluss auf die weiteren Muskelketten vom Rumpf bis zu den Händen und Füßen sowie sensomotorische Nebeneffekte, die ebenfalls auf die Psyche durchschlagen.

Stoffwechselveränderungen: Dysfunktionen im Kiefergelenk und/oder der Halswirbelsäule sowie Belastungen durch Toxine oder Entzündungen in der Mundhöhle führen zu metabolischen Veränderungen. Der Klassiker sind Störungen des Energiestoffwechsels, sogenannte Mitochondropathien. Dabei werden die Energiekraftwerke in den Körperzellen geschwächt, was sich in Müdigkeit und ausgeprägtem Schwächegefühl äußert.

Belastungen mit Metall bringen den Haushalt der Vitamine und Spurenelemente durcheinander und führen zu Mangelerscheinungen. Bodo Kuklinski[81] hat bereits vor Jahren auf dieses Problem aufmerksam gemacht: Mineralien, Vitamine und Spurenelemente werden zur Mangelware, weil die Stoffe von den Zellen oder dem Gewebe nicht mehr richtig aufgenommen werden. Selbst die Darmflora ändert sich.

Psychische Belastung: Ein schlechter Zahnbestand und -zustand ist wegen funktioneller und ästhetischer Mängel auch psychisch belastend. Das Selbstwertgefühl leidet, der Mensch kann sich nicht mehr mit seinem Gebiss und damit einem zentralen Teil seiner selbst identifizieren.

Fehlernährung: Ein Mensch, der nicht störungsfrei kauen kann oder gar mehr oder weniger zahnlos ist, kann sich nicht wirklich gesund ernähren. Die Nahrungsaufnahme wird zum Problem.

Die Zähne der Kinder

Missbildungen und Entwicklungsstörungen der Zähne können erblich sein. Manche betreffen den gesamten Zahn (Dentogenesis), andere nur den Zahnschmelz (Amelogenesis). Beide Missbildungen kommen durch Genmutationen zustande und sind zum Glück recht selten.

Stress während der Schwangerschaft schadet Mutter und Kind und ist neben dem Frühgeburtsrisiko auch schlecht für die Zahnentwicklung. Bedeutend für die Stressbahnung beim Kind (durch Überlastung oder Ängste der Mutter) ist die Hypothalamus-Hypophysen-Nebennierenrinden-Achse (HHNA): Stress führt zur Freisetzung des *corticotropin-releasing hormone* (CRH), das die Geburt auslösen kann. Bei frühgeborenen Kindern können die Zahnentwicklung und die allgemeine Entwicklung beeinträchtigt sein. Umso wichtiger für Mutter und Kind ist ein gutes Stressmanagement während der Schwangerschaft.

Der mütterliche Stoffwechsel prägt die Zahnentwicklung des Kindes, und zwar besonders die Milchzahnentwicklung. Stoffwechselschwankungen, die Einnahme von Drogen oder Medikamenten – zum Beispiel Fluoriden – können die Zahnentwicklung beeinflussen. Schädlich sind Stoffe, die den Knochen und den Bindegewebsstoffwechsel sowie den Mineralhaushalt betreffen.

Besonders belasten das Ungeborene Toxine wie Metalle aus dem Mund der Mutter sowie orale Entzündungen und falsche Keimbesiedelungen. Die Metalle wie auch die Entzündungsmediatoren können die Plazentaschranke überwinden und den Stoffwechsel des Kindes beeinflussen. Daher ist es sehr ratsam, vor einer Schwangerschaft den Zustand der Mundhöhle der Mutter zu optimieren – im Hinblick auf Karies (Infektion), Entzündungen, Toxinbelastungen und die Kaufunktion.

Problem Hypomineralisation

Eine besondere Belastung stellt die Geburt dar. Beim Übergang zum eigentlichen kindlichen Stoffwechsel kann eine Mineralisationsstörung (Hypokalzämie) eintreten, die sich in Form einer sichtbaren Linie (Neonatallinie; NNL) bemerkbar macht.[82] Solche „Girlanden" ziehen sich quer über die Schneidezähne und den unteren 6-Jahres-Molar. Man sieht sie aber erst, wenn die Zähne durchgebrochen sind. Diese Stellen sind empfindlicher gegenüber Säureangriffen *(locus minoris resistentiae),* sonst aber harmlos. Neben der NNL ist die Molar-Incisor-Hypomineralisation (MIH) von Bedeutung, die Rückschlüsse auf den Stoffwechsel und die Belastung des Kindes vor und nach der Geburt ermöglicht. Sie machen sich in Form von MIH-Flecken bemerkbar und nehmen derzeit an Häufigkeit deutlich zu.[83] Bereits 5 bis 15 Prozent der Schulkinder weisen diese auf.[84]

MIH-geschädigte Zähne sind beim Vergleich mit Zähnen mit normalem Schmelz leicht erkennbar. Sie sind fleckig, bisweilen bröckelig und sehr anfällig gegen Karies. Auf diesen Zähnen hält Kunststoff schlecht oder gar nicht. Dieser benötigt eine spezielle Schmelzstruktur, um haften zu können, die diese Zähne an den erkrankten Stellen nicht haben. Oft sind ein Abtragen der Stellen und eine Versorgung mit Keramik nötig. Als sehr unangenehm werden Sensibilitätsstörungen beschrieben, die als schwer behandelbar gelten. Die Zähne reagieren empfindlich auf Temperaturunterschiede und chemische Reize. Sie lassen sich durch Lokalanästhetika auch schlechter betäuben als gesunde Zähne.

Eine MIH kann durch Sauerstoffmangel vor und nach der Geburt entstehen. Aber auch Belastungen durch Antibiotika während der Schwangerschaft spielen eine Rolle.

Besonders schädlich sind chemische Lösungsmittel sowie Weichmacher aus Kunststoffen. Dioxin, Bisphenol A oder polychloriertes Bisphenyl (PCB) sind (leider) nicht mehr wegzudenkende Begleiter des täglichen Lebens: Weichmacher in Plastikflaschen, Lösungsmittel im neuen Auto, chemische Ausrüstung aus Sport- und Aktivwäsche oder Sportschuhen ... Die Liste der Belastungen aus unserer Umwelt ist lang, und wir können uns diesen Stoffen gar nicht mehr entziehen.

Es ist sehr ratsam, vor einer Schwangerschaft den Zustand der Mundhöhle der Mutter zu optimieren.

Alle genannten Stoffe – allen voran Bisphenol A – werden im Mutterleib auf das Kind übertragen und später in der Muttermilch dem Neugeborenen verabreicht. BPA gelangt aus Verpackungsmaterial, Plastikbehältnissen sowie aus metallischen Konserven- und Getränkedosen in unseren Nahrungskreislauf. Es hat schon in Kleinstdosen eine östrogenähnliche Wirkung und wird mit neurologischen Schäden, erhöhtem Krebsrisiko sowie einer allgemeinen Immunschwächung und Verhaltensauffälligkeiten in Verbindung gebracht. Besonders bei Männern führt es zu Unfruchtbarkeit, Übergewicht, Diabetes und Herz-Kreislauf-Problemen. BPA stört außerdem besonders nachhaltig die Zahnentwicklung: In deren Frühphase, wenn der Körper das Gerüst der Zähne aus Proteinen aufbaut, führt BPA zu einer unkontrollierten Anhäufung von Proteinen, die dann nicht mehr ganz mineralisiert werden können. Es bleiben unter- und nicht mineralisierte Stellen übrig, die zeitlebens eine brüchige, weiche Zahngrundsubstanz darstellen.[85]

Die gesetzlichen Grenzwerte für BPA sind noch viel zu hoch, aber immerhin ist in Deutschland seit dem 1. März 2011 der Stoff wenigstens im Material von Babyflaschen verboten.[86]

Auch Störungen im Mineralstoffhaushalt der Mutter während der Schwangerschaft etwa aufgrund von Masern und Mumps sowie durch Zöliakie oder Vitamin-D-Mangel (Rachitis) werden als mögliche Ursachen von MIH diskutiert. Die Wahrscheinlichkeit, MIH zu bekommen, ist als genetischer Faktor nachweisbar.[87] Daher kann eine Erblichkeit der Schädigungen angenommen werden, die eine Multiplikation der Krankheitsfälle zur Folge hätte. Um die wachsende Ausbreitung der MIH-Problematik zu unterbinden, haben wir die Möglichkeit, Toxinbelastungen so weit zu meiden wie nur möglich.

> *Kinder werden zur oralen Trägheit erzogen, wenn sie zu früh mit der Flasche gefüttert werden.*

Knirschen bei Kindern

Auch Kinder knirschen mittlerweile mit den Zähnen. Laut verbreiteter Lehrmeinung ist das normal, weil es angeblich den Biss zu finden und einzuschleifen hilft. Neurobiologisch gesehen ist es aber leider nicht normal, sondern eher eine Folge unserer sozialen Kultur. Es spiegelt die Überbelastung unserer Kinder wider. Kinder verarbeiten Stress genauso wie Erwachsene, nur dass ihnen dafür weniger Mechanismen zur Verfügung stehen.

Eine Chance, das Knirschen zu unterbinden, wäre sicherlich der Versuch, das Kind so viel Kind sein zu lassen wie nur irgend möglich und es in seiner Entwicklung nicht in eine Richtung zu drängen, die den typischen Wünschen von Eltern entspricht. Der klassische Weg, weniger das Knirschen als vielmehr den Biss zu behandeln, wäre eine Zahnspange. Nur wird damit leider selten die Ursache behandelt, sondern das Symptom.

Faule Säuglinge

Kinder werden zur oralen Trägheit erzogen, wenn sie zu früh mit der Flasche gefüttert werden. Die Milch aus der Mutterbrust herauszubekommen ist weitaus mühsamer für das Kind als das Nuckeln aus der Flasche. Das Saugen fordert und fördert die Muskulatur. Nach der Stillzeit, die Aktivität verlangt hat, geht es beißfaul weiter. Die moderne Babynahrung ist zu weich und zu eintönig. Ein Gummibärchen ist nahrhaft, aber keine physiologische Herausforderung, die das Kauen fortbildet. Kohlenhydratreiche Kost ist nahrhaft, aber zu weich. Man muss nur kurz den Speisebrei formen und herunterschlucken. Salat und rohes Gemüse zu essen bedeutet von der Textur her meist einen Beiß- und Kauspaß für die Kinder. Bekommen sie es zu selten, stellt sich auch ihr Verdauungstrakt auf physiologisch richtige Nahrung nicht ein.

Verdauungsprobleme bei eigentlich sinnvollen Nahrungsmitteln sind die Folge. Gemüse wird als unbekömmlich betrachtet, obwohl es das eigentlich nicht ist. Stattdessen werden massenhaft leere Kohlenhydrate mit AGEs und Proteinen verfüttert. Dieser eigentlich schwer verdauliche Brei ist eine extreme Belastung für den Darm. Resorptionsschwierigkeiten und Fehlbesiedelungen führen zu frühkindlichen Allergien, Unverträglichkeiten und Fehlernährung. Die Kinder werden auch für Infekte anfälliger.

Eine Darmfehlbesiedelung wirkt sich negativ auf das Lymphsystem aus und dieser Mangel wiederum auf die oberen Atemwege. Die Kinder haben schon früh mit vereiterten oder vergrößerten Rachenmandeln oder Adenoiden (Polypen) zu kämpfen. Auch sind die Kieferhöhlen oft vereitert, was die Nasenatmung erschwert. All diese immunologischen Veränderungen führen dazu, dass die Kinder vermehrt durch den Mund und weniger durch die Nase atmen. Der fehlende Wachstumsimpuls der Zunge am Gaumen schränkt das Oberkieferwachstum ein. Das Mittelgesicht bleibt daher unterentwickelt, und die Nasenatmung verschlechtert sich chronisch. Es folgen Aussprache- und oft Hörschwächen.

Das Singen fehlt

Dass heutzutage das Singen in der Kindheit kaum noch eine Rolle spielt, führt zu einer Verkürzung der Stimmlippen. Singen fördert Haltung und Wachstum nicht nur der Stimmlippen, während Schreien und Kreischen beides behindert. Zugleich verbessert Singen die innere und äußere Körperhaltung, um mit den Worten von Gerald Hüther zu sprechen. Mangels physiologischer Impulse für das normale Kieferwachstum haben die Zähne später zu wenig Platz. Ein zu kleiner Oberkiefer drängt den Unterkiefer zu weit nach hinten (Distalbiss), was zu einer veränderten Stellung der Kiefergelenke führt und sich später auf die HWS und verkrümmend (kyphotisch) weiter auf die Wirbelsäule (siehe Seite 154), die Hüftgelenke und bis hin zu den Sprunggelenken auswirkt.

Dieser Dominoeffekt tritt ein, wenn die Mundhöhle ausgehend von der Kaumuskulatur über die absteigenden Muskelketten den Rumpf beeinflusst. Über die aufsteigenden Muskelketten wird in ähnlicher Weise die Stellung der Kieferbasen zueinander beeinflusst. Im Körper von Heranwachsenden ist eine Harmonie zwischen der Statik der Füße und jener der Mundhöhle ebenso wichtig wie beim Erwachsenen. Gute Schuhe oder korrekt angepasste Einlagen sind entscheidende Voraussetzungen auch für die gesunde Mundentwicklung.

Träge Kinder

Heute sitzen und liegen Kinder viel mehr als früher und bewegen sich im Vergleich viel weniger. Fernsehen und digitale Medien laden sehr zur Bequemlichkeit ein. Die lasch wirkenden Kinder haben wenig bis gar keine Körperspannung mehr, wie sie für Kinder, die doch neugierig und unermüdlich ihre Umwelt entdecken sollen, eigentlich normal wäre. Die fehlende Körperspannung wirkt sich auf die Rumpfmuskulatur aus. Das Stützgewebe, zum Beispiel die Wirbelsäule, bekommt zu wenig muskulären

Halt. Die Kinder neigen zu Wirbelsäulenverkrümmungen. Die leicht kyphotische Haltung schiebt den Kopf nach vorn, die Halswirbelsäule biegt sich vor. Die Schultern fallen nach vorne, die Brustmuskeln verkürzen sich und verengen den Brustkorb.

Es kommt zu einem Zug des Unterkiefers in Richtung hinten oben. Auch der Oberkiefer wandert dann im Verhältnis zum Unterkiefer nach hinten. Da die Kieferbasen zu wenig Wachstumsdruck bekommen haben, hat sich zu wenig Platz ausgebildet, um alle Zähne aufzunehmen. Im Verhältnis zu den Zähnen ist einfach zu wenig Platz im Mund. In einem solchen Fall die „überzähligen" Zähne zu ziehen, um Platz zu schaffen und die Bisslage ohne Bezug zur Gesamtkörperhaltung isoliert einzustellen, würde bedeuten, dass man die Situation zusätzlich irreversibel verfestigt.

Heute sitzen und liegen Kinder viel mehr als früher und bewegen sich im Vergleich viel weniger.

In solchen Fällen kann eine Kombination aus Ernährungsumstellung, Bewegungsmotivation und physikalischer Therapie – wie Myoreflextherapie nach Dr. Kurt Mosetter oder Osteopathie – sowie Funktionskieferorthopädie, die nur Wachstumsreize setzt, den Körper wieder in seine physiologischen Regelkreise bewegen. Sollte eine kieferorthopädische Behandlung dann noch nötig sein, hilft diese schneller und nachhaltiger.

Abgesehen von wenigen Ausnahmefällen haben die Zähne grundsätzlich genügend Platz in den beiden Kiefern. Die Kieferbasen und Zahnbreiten werden zwar unterschiedlich groß vererbt, die Kiefer sind aber während des Wachstums so anpassungsfähig, dass Wachstumsförderung etwaige Größenmissverhältnisse meistens ausgleichen kann.

Kindern nur aus Platzgründen Zähne zu ziehen ist bis auf extreme Ausnahmefälle und besondere Anomalien in der heutigen Zeit nicht mehr nötig und sollte vermieden werden. Ziel ist es, eine Einheit im Wachstum des ganzen Körpers anzuregen.

Problem Weisheitszähne

Zivilisationsbedingt haben die Weisheitszähne schon seit längerer Zeit zu wenig Platz in unserem Zahnhalteapparat. Es wäre die Aufgabe der Kieferorthopäden, im Ober - und Unterkiefer ausreichend Platz für die 8er zu schaffen. Aber die Wünsche und die praktischen Möglichkeiten klaffen auseinander.

Die Weisheitszähne nehmen in der NAM-ZahnHeilkunde eine sehr wichtige Stellung ein. Abgesehen von ihrer energetischen Funktion sind sie wichtig, weil sie in späteren Jahren eine zusätzliche Abstützung des Kiefergelenks darstellen. Fehlt ein Weisheitszahn, muss dessen Aufgabe der Nachbarzahn davor, der 7er, übernehmen, was einen schlechten Kompromiss darstellt. Daher sollte man das Kieferwachstum so fördern, dass die Weisheitszähne Platz haben und ihre natürlichen Funktionen ausüben kann.

Das Lippenbändchen

Zu diskutieren ist die Frenolektomie, das Durchtrennen des oberen mittleren Lippenbändchens. Dieses ist eine bindegewebige Segmentierung, die die Oberlippe bei Überdruck nach außen stabilisiert. Meist ist das Durchtrennen eine rein ästhetische Maßnahme, durch die oft eine Lücke geschlossen werden kann. Aus funktionellen Gründen ist sie aber nicht nötig. Problematisch kann sie sein wegen der Narbenbildung, die an dieser Stelle den Blasen-Nieren-Meridian stören kann.

Orale Körperpflege

Für Kinder wie für Erwachsene gilt: Man sollte sich am besten so ernähren, dass man keine besondere Zahnpflege braucht. In der Praxis ist es wichtig, dass die Mundpflege beim Kind immer mit Spaß einhergeht und als Selbstverständlichkeit gilt. Sie sollte nicht mit Zwang und Pflicht verbunden werden. Das Kind soll mit dem Gerät putzen, mit dem es das am liebsten tut. Das Ziel sind saubere Zähne. Wenn das Kind es selbst nicht erreicht, dann kann man ja noch ein wenig nachputzen. Dabei soll das Putzen nicht unbedingt in Sachen Zahnpflege schulen, sondern vielmehr die Wichtigkeit der oralen Körperpflege verdeutlichen. Bei der Auswahl der Zahncreme ist auf Toxinfreiheit zu achten.

Gifte im Mund

Seit etwa 150 Jahren gibt es neben der falschen Ernährung einen weiteren entscheidenden Belastungsfaktor für den modernen Menschen: die Umweltverschmutzung. Sie ist eine Folge der Industrialisierung und trifft jeden von uns. Doch nicht nur die Gewässer werden verschmutzt, die Böden überdüngt und ausgelaugt, Obst, Gemüse und Getreide mit Pflanzenschutzmitteln belastet, Eier, Fleisch und Milchprodukte mit vielerlei Hormonen, Antibiotika und anderem kontaminiert. Seit der Einführung von Metallen in der Zahnheilkunde hat auch diese den menschlichen Körper „verschmutzt".

Schon im Mittelalter war das Quecksilber bei den Quacksalbern ein probates Heilmittel. Seit dem 19. Jahrhundert haben die Amalgamfüllungen vom Zahnarzt dazu geführt, dass im Menschen und seiner Nahrung viel mehr Quecksilber zu finden ist als früher. Quecksilber kommt natürlich im menschlichen Organismus gar nicht vor, wird dort auch nicht gebraucht und führt schon in geringsten Dosen zu nicht genau definierbaren Störungen. Besonders Kleinstdosen am Rand der Messbarkeit („subtoxischer Raum"), die durch ständige Minimalwirkung eine biologische Wirkung hervorrufen, geraten immer mehr in den Verdacht, besonders gesundheitsschädlich zu wirken.

Quecksilber belastet direkt den Stoffwechsel und die Psyche und verstärkt die Wirkung anderer toxischer Stoffe, darunter bestimmte

Kunststoffe, Metalle wie Aluminium, Blei und Palladium, die in vielen Dentallegierungen vorkommen, oder auch Kupfer, Nickel und Blei. Palladium ist ähnlich toxisch wie Quecksilber und Nickel. Nickel ist hochallergen (10 Prozent der Bevölkerung sind darauf allergisch) und kann zu Kreuzallergien zwischen Palladium und Quecksilber führen. Alle diese Stoffe haben direkten Einfluss auf das Nervensystem, den Metabolismus und die Psyche. Zwar wird Amalgam mittlerweile durch Kunststoffe abgelöst, doch diese verursachen toxische Belastungen, die aber eher eine allergene und hormonähnliche Störung des Organismus bewirken.

Ein Ziel der NAM-ZahnHeilkunde ist es, die Giftproblematik zu beheben, soweit möglich. Die betroffenen Patienten haben oft chronische Leiden, besonders Zivilisationserkrankungen wie Burn-out, Neuropathien wie Alzheimer, Demenz, Parkinson oder multiple Sklerose, ALS (Amyotrophe Lateralsklerose), MCS (multiple Chemikaliensensibilität), CFS (*chronical fatigue syndrome*/Chronisches Erschöpfungssyndrom), Migräne und Süchte.

Eine Vergiftungsspirale mit Schwermetallen ist im Gange.

Die Dosis macht das Gift, wie wir wissen. Die mechanistische Vorstellung „Je mehr Toxine im Körper, desto größer die Belastung" ist jedoch zu einfach. Der Erstkontakt mit Schwermetallen muss den Stoffwechsel zunächst nicht unbedingt stark belasten. Erst wenn eine gewisse Grenze (Überlaufeffekt) oder eine gewisse Einzeldosis überschritten wird und der Körper dauerhaft belastet ist, treten Probleme auf. Schwermetalle lagern sich im Körper ab, dringen beispielsweise in die Plazenta der werdenden Mutter ein und werden auf das Ungeborene übertragen.

Wenn Schwermetalle beispielsweise durch Entgiftungsmaßnahmen ausgeschieden sind, versucht der Körper immer wieder, Schwermetalle aus der Nahrung und Umwelt an den gleichen Orten zu deponieren. Wir bezeichnen das als „Schwammeffekt". Die Erfahrung hat gezeigt, dass ehemals Quecksilberbelastete nach der ersten Entgiftung nach einer gewissen Zeit erneut entgiftet werden sollten, da das Gift allgegenwärtig ist (Thunfisch, Trinkwasser, belastetes Gemüse und Salat, Luft ...). Entgiftungen begleiten die Giftopfer ein Leben lang. Im Prinzip sind alle Menschen betroffen, deren Eltern zum Beispiel Amalgam im Mund hatten, und die Wahrscheinlichkeit, amalgambelastete Eltern zu haben, liegt in Deutschland bei mehr als 90 Prozent! Die Depotbildung und die Folgen der Stoffwechselbelastung werden an die nächste Generation weitergegeben. Daher wirken Schwermetalle nicht linear, sondern logarithmisch. Eine Vergiftungsspirale ist im Gange. Kinder sollten daher schon früh nach dem NAM-Prinzip behandelt werden.

Wirkungen von Amalgam auf den Stoffwechsel[88]

1. Proteinbindung und Enzymblockade
1.1. Bindung von Schwermetallen an essenzielle Eiweißbausteine (die Aminosäuren Cystin, Cystein, Methionin)
   ► Mangel an essenziellen Aminosäuren
1.2. Bindung von Schwermetallen an die Carboxyl-, Phosphatyl- und Aminogruppen von Enzymen
   ► Verminderung der Enzymaktivität
1.3. Bindung an schwefelhaltige Enzyme ► Verminderung der Enzymaktivität
1.4. Verdrängung von Zink und Selen als Kofaktoren
   ► Verminderung einer Enzymfunktion
1.5. Bindung von Quecksilber (Hg) an Selen ► Selenmangel
1.6. Bindung von Schwermetallen an Zellmembrankanäle
   ► Verhinderung des Transports von Natrium, Kalium und Kalzium ► Blockierung der Zellfunktion, Zelltod (Apoptose)
2. Verstärkung der Radikalbildung durch Schwermetalle

---

3. Schädigung der DNS durch Bindung von Hg an Thymidin und Uracil
4. Resistenzen von Erregern gegen Antibiotika
5. Veränderungen der Mund- und Darmflora
6. Schädigungen des Immunsystems
6.1. Bindung an die Glycocalyx der Zellwand ▶ Zelle wird „uminformiert" ▶ Autoimmunerkrankung
6.2. Bindung an Zellproteine in der Membran ▶ Autoimmunerkrankung
6.3. Eindringen in Immunzellen ▶ Immunsupprimierung
7. Störungen des Hormonsystems ▶ Hormondysregulation und psychische Störungen
8. Schädigung von Nervenzellen
8.1. Hg behindert die Transportfähigkeit des Tubulins ▶ Störung der Reizweiterleitung und Ernährung der Nervenzelle, Zelltod
8.2. Hg bewirkt eine verminderte Aufnahme von Aminosäuren ins Gehirn ▶ verminderte Plastizität
8.3. Hg vermindert die Ausscheidung von Stoffwechselabbauprodukten und Giften aus dem Gehirn
8.4. Hg verhindert die Aussprossung von Nervenzellen – auch im Gehirn
8.5. Hg verhindert die Aufnahme von Energieträgern im Gehirn ▶ verminderte Plastizität
8.6. Hg führt zu Undichtigkeiten in den Kapillarwänden
8.7. Hg zerstört die Myelinscheiden der Nerven durch Radikalbildung und Autoimmunprozesse ▶ verminderte Reizweiterleitung
9. Hg verstärkt die Aufnahme von anderen Umweltgiften um das 30- bis 100-Fache und kann dadurch die Konzentration der Einzelstoffe um das 2500-Fache steigern.

Die Wahrnehmung, wie Quecksilber die Regulationsfähigkeit beeinflusst, ist individuell verschieden. Der eine merkt mehr davon, der andere weniger. Es sind zu viele Faktoren, die dafür verantwortlich sind, wann und wie Veränderungen in das Bewusstsein treten. Auch der zeitliche Ablauf ist unterschiedlich. Viele Patienten nehmen Veränderungen schon am Tag der Amalgamentfernung wahr, andere zeitversetzt, andere gar nicht. Fakt ist jedenfalls, dass Quecksilber in jedem Körper eine biologische Wirkung hat, egal ob man es spürt oder nicht.

Die Wirkung von Amalgam auf das Ungeborene

Neben der Genetik und Epigenetik, die das Kind später maßgeblich prägen, gibt es weitere Faktoren, die seine Disposition beeinflussen und noch vor der Zeugung liegen. Diese sind zivilisatorischen Ursprungs und in ihren Auswirkungen auf die individuelle Gesundheit noch nicht abschätzbar. Dazu gehören unter anderem Umweltbelastungen und Umweltgifte. Wir nehmen hier nur die Stoffe ins Visier, die zahnmedizinische Relevanz besitzen. Dazu gehören Metalle, insbesondere Schwermetalle, Lösungsmittel und Stoffklassen wie PEG (Polyethylenglykol in Tropfen, Injektionspräparaten, Salben, Tabletten und Kosmetika), PMMA (Polymethylmethacrylat, ein Kunststoff), Benzoyle, Bisphenole und Ähnliche sowie Salze und Fluoride (siehe dazu ab Seite 171). Quecksilber, Kupfer, Palladium, Iridium, Blei und andere Schwermetalle können der Fruchtbarkeit schaden. Nach Gerhard[89] besteht ein Zusammenhang zwischen dem Schwangerschaftshormon Progesteron und dem hormonähnlich wirkenden Quecksilber. Je mehr Amalgam die Mütter in der einschlägigen Studie im Mund hatten, umso geringer war die Progesteronproduktion. Auch konnte ein erhöhter Prolaktinspiegel (das Milchhormon) gemessen werden, der eine Störung des weiblichen Zyklus nach sich zieht. Auch konnte ein Zusammenhang zwischen der Anzahl der mit Amalgam gefüllten Zähne der Mutter und ihrem späteren Fehlgeburtsrisiko gezeigt werden sowie mit Haarausfall und Nebennierenschwäche. Letztere führt zu vielfältigen Beschwerden: Ermüdung und Abgeschlagenheit, Allergien, vermehrte Infekte, Arthritis, Depression, Angst- und Panikattacken sowie Konzentrationsschwierigkeiten, Schlaflosigkeit, Burn-out und ungewollte Gewichtsveränderungen. Es ist auch Stand der Forschung, dass Quecksilber die Fruchtbarkeit des Mannes hemmt.[90] Es mindert die Qualität, Zahl und Beweglichkeit der Spermien, was zu männlicher Unfruchtbarkeit führen kann.[91] Auch führt Quecksilberbelastung zu einer veränderten Androsteronbildung in den männlichen Drüsenzellen unter der Achsel,[92] was den Zyklus der Partnerin und damit auch ihre Fruchtbarkeit beeinflusst.[93] Quecksilber aus der Umwelt ist dabei weniger bedenklich als das aus Zahnfüllungen.[94]

Umweltgifte schaden der Fruchtbarkeit

Laut Angaben vom Statistischen Bundesamt geht die Bevölkerungszahl in Deutschland bei einer Geburtenrate von nur 1,3 Kindern pro Paar weiter bergab. Auch viele andere Länder wie etwa Japan mit seiner Rate von 1,41 oder Italien mit 1,4 zeigen diese Entwicklung. Die Zahl der kinderlosen Frauen nimmt kontinuierlich zu.[95] Gleichzeitig steigt die Zahl der Paare, die sich sehnlichst ein Kind wünschen. Weltweit sind es derzeit 70 Millionen und in Deutschland allein eine halbe Million.

Ein Grund für den Geburtenrückgang ist mittlerweile nicht nur der Gebrauch der Antibabypille und anderer hormoneller Verhütungsmittel. Viele Faktoren, etwa die Belastung von Nahrung und Grundwasser mit Hormonen und hormonähnlichen Substanzen sowie Medikamentenrückständen, stecken hinter dieser Entwicklung.

Aus energetischer Sicht kann zusätzlich eine Amalgambelastung der Eltern, speziell des Vaters, via Spermium feinstofflich auf das Kind übertragen werden. Diese Erkenntnisse sind nicht durch Studien gestützt, sondern entstammen der Erfahrungsmedizin. Die Keimzellen sollen neben genetischen und epigenetischen noch weitaus mehr Informationen auf den Embryo übertragen als bisher bekannt. Aus der Zwillingsforschung kennen wir die Phänomene der Vererbung von Gesten, Manien oder Gepflogenheiten, die genetisch nicht erfassbar sind. Ähnlich wäre die These der energetischen Übertragung der Dispositionen für Intoxikationen zu verstehen. Umweltbedingte Gendefekte werden also von den Eltern an das Ungeborene weitergegeben.

Fluoride

Fluoride haben in der Zahnheilkunde und Mundhygiene in Deutschland immer noch einen hohen Stellenwert. Sie werden zur Desensibilisierung von überempfindlichen Zahnhälsen, zur Anreicherung von Aminfluorid im Zahnschmelz, zur Bildung einer Kariesresistenz und als Kariesinhibitor verwendet. Trotzdem gilt es, diese Substanzen kritisch zu betrachten.

In Belgien sind Fluoride in Zahnpasta bereits verboten. In Deutschland ist es ganz anders: Die Dosis von Fluoriden wurde beispielsweise in Kinderzahnpasten erhöht. Trotzdem wird „die Zunahme frühkindlicher Karies auch von der KZBV (Kassenzahnärztliche Bundesvereinigung) mit Sorge betrachtet".[96] Dennoch wird wenig darüber nachgedacht, ob die Prävention oder das System mitschuldig sein könnten. Die Fluoridierung könnte ein Faktor sein.

Sehen wir uns das genauer an: Fluoride sind nicht essenziell für den Stoffwechsel und die Zahngesundheit. Sie sind also nicht lebensnotwendig und ab einer bestimmten Menge nur toxisch. Im Gegensatz zu Schwermetallen sind sie aus dem Körper nicht ausleitbar. Einmal im Körper gelandet, sammeln sie sich dort.[97]

Fluorid in Füllungen

Glass-Ionomer-Zement mit Fluoridgehalt, der als Füll-material für Zähne verwendet wird, kann und soll kontinu-ierlich Fluorid abgeben.[98] Ähnliches gilt für fluoridhaltige Füllungsmaterialien wie etliche Composite oder Versiege-lungskunststoffe. Interessanterweise kommt es zu einer vermehrten Fluoridfreisetzung – aber erst anderthalb Jahre nach der Einbringung. Von da an entspricht die freigesetzte Menge der von Glasionomeren.[99] Die Fluoridabgabe be-deutet eine Dauermedikation.

Fluoride richten vielfältige Schäden an. Ein besonderer betrifft die Energiekraftwerke der Zellen, die Mitochondrien. Das ist fatal, denn wenn diese nicht reibungslos arbeiten können, steht der Zelle zu wenig von der Energiewährung ATP zur Verfügung: Die Zellen hungern aus mit Konsequenzen für den Stoffwechsel, den Körper und die Gesamtgesundheit. Diese Wirkung sehen wir uns ein wenig genauer an, da der mitochondriale Schaden neben dem hormonellen Ungleichgewicht, das ebenfalls daraus resultiert, sicherlich ein Zukunftsproblem sein wird.

Schäden durch Fluoride

1. Fluoride perforieren das Membransystem der Mitochondrien, also die Außenhaut der Energiekraftwerke. Das hat zur Folge, dass die in den Mitochondrien gebildeten freien Radikale und Elektronen in die Zelle wandern können. Das sorgt für sogenannten Zellstress.
2. In der Folge sind Mitochondrium und Zelle in ihrer Funktion eingeschränkt.
3. Das Gewebe altert schneller. Der Zustand der Mitochondrien-membran spielt wahrscheinlich eine Rolle für den Alterungs-prozess des Gesamtorganismus schlechthin.

4. Fluoride blockieren außerdem Enzyme der Atmungskette in der Zelle. Das hat viele Folgen: Es kann zu Neuropathien (Nervenschädigungen) kommen.

5. In Epithelgeweben, die die inneren und äußeren Oberflächen des Körpers bedecken, kann der mitochondriale Schaden dazu führen, dass die Zelle auf den sogenannten Gärungsstoffwechsel umstellen muss. Bei der Gärung findet der Energiestoffwechsel ohne Sauerstoff statt. Unter diesen Bedingungen können leichter Tumore entstehen.

6. Ein Teil des Erbguts (DNS) der Mitochondrien ist in der Zelle ausgelagert und wird über Vermittlerproteine ausgetauscht. Diese Kommunikation wird durch den Angriff von Fluoriden auf diese Eiweißstoffe erschwert. Die Wiederherstellung geschieht fehlerhaft oder gar nicht mehr. Zum einen sind Genschäden die Folge, die vererbt werden können, zum anderen wird die Erhöhung der Mitochondrienzahl bei Mehrbelastung von Zellen – wie zum Beispiel im Leistungssport – verhindert.

Fluoride sind nicht essenziell für Stoffwechsel und Zahngesundheit und ab einer bestimmten Menge nur toxisch.

7. Es konnte gezeigt werden, dass Fluoride auf die Zirbeldrüse einwirken. Diese kleine Drüse im Zentrum unseres Gehirns steuert die innere Uhr und damit unseren Schlaf-Wach-Rhythmus und reguliert den Schlaf und damit zahlreiche Regenerationsprozesse. Fluoride lagern sich in die Drüse ein und führen zu einer Funktionsänderung mit Wirkung auf die Bildung des Schlafhormons Melatonin und eine verfrühte sexuelle Reife von Buben und Mädchen.[100] Zudem setzen psychische und physische Alterungsprozesse ein.

8. Fluoride führen auf allen Ebenen zu zellulärem Stress, der ein Protein namens Caspase-3 aktiviert, das den Zelltod (Apoptose) einleitet.

Wesentliche Krankheitsfolgen von Fluoriden

- Fluoride bremsen in höherer Dosierung die Zahnbildung und Gebissentwicklung. Sie führen zu Fluorosen (Erkrankungen, die aufgrund von Überversorgung mit Fluorid entstehen) und belasten die Mundflora. Sie verzögern den Zahndurchbruch und führen zu Fehlbildungen.
- Fluoride schädigen die Nieren und lassen Nierensteine entstehen. Sie reizen die Blase und das ganze harnleitende System. Sie sind leberschädlich, mindern die Abwehrkraft und begünstigen allergische Reaktionen sowie Autoimmunerkrankungen.
- Fluoride schädigen die Darmschleimhaut und führen zu Darmperforationen und Resorptionsproblemen, besonders bei Vitamin B_{12}. Sie bewirken vorzeitiges Altern der Haut sowie der Kollagenfasern an Muskeln, Bändern und Sehnen. Sie verursachen Osteoporose und schädigen Knochen- und Knorpelstrukturen. Sie verletzen die Blut-Hirn-Schranke, fördern die Arterienverkalkung des Gehirns und führen zu Demenz und Bewegungsstörungen.
- Fluoride wirken negativ auf den Hormonhaushalt und stören die Funktionen von Epiphyse, Nebennieren und Schilddrüse. Sie stören den Glukosestoffwechsel und die Testosteronausschüttung und führen zu Unfruchtbarkeit sowie Frühgeburten.
- Aluminium verstärkt die Wirkung von Fluoriden.

Metalle

Quecksilber, Palladium, Aluminium, Blei, Nickel und Cadmium sollten im Blut idealerweise überhaupt nicht vorkommen. Aber es ist heute der Normalfall, dass wir diese Schwermetalle aufnehmen und im Körper haben. Auch wenn die Verwendung von Amalgam in Deutschland im internationalen Vergleich zu italienischen, russischen und türkischen Kindern geringer zu sein scheint,[101] stecken derzeit zwischen 1300 und 2200 Tonnen Quecksilber in den Zähnen von EU-Bürgern.[102] Dass Amalgamfüllungen seltener werden, hat vor allem kosmetische Gründe. Man bevorzugt wegen der natürlicheren Optik zahnfarbene Füllungen.[103]

Dentallegierungen bestehen aus mehreren Metallen, die der Legierung die gewünschten Eigenschaften geben. Eine Amalgamfüllung besteht nie aus Quecksilber alleine, sondern ist eine Mischung aus etwa 50 Prozent elementarem Quecksilber sowie Silber, Zinn, Zink und Kupfer. Die Mischungsverhältnisse der Metalle variieren von Hersteller zu Hersteller. Ähnlich verhält es sich mit Goldlegierungen. Diese werden durch Beimengungen von Kupfer, Iridium und anderem zu Belastungen. Auch hochwertige Goldlegierungen enthalten neben 70 bis 90 Prozent Gold verschiedene Mengen Palladium, Silber, Platin, Kupfer und Gallium. Sogenannte Spargold-Legierungen bestehen sogar aus bis zu 80 Prozent Palladium und nur 2 bis 5 Prozent Gold, daneben Silber, Kupfer und Gallium. Auch Chrom, Kobalt, Indium, Iridium, Ruthenium, Zinn und Vanadium kommen in Dentallegierungen zum Einsatz. Keramikimplantate enthalten auch Aluminium, und die Anker von Implantaten im Knochen bestehen meist aus Titan. Farbpigmente enthalten Cadmium oder Titan. Alle Materialien setzen wie Amalgam im Mund Stoffe frei, deren toxisches Potenzial jedoch im Gegensatz zum Fall Dentalquecksilber kaum untersucht ist.[104] Legierungen aus Chrom, Kobalt und Molybdän bilden die Grundlage für metallunterstützte Teilprothesen und goldfreie Kronen und Brückenkonstruktionen. Diese Metalle haben die Fähigkeit, entlang den Nerven der Nasenschleimhaut bis ins Riechhirn vorzudringen.[105] Das erinnert an das Wanderverhalten von Quecksilber, Nickel und Cadmium.

> *Die Häufigkeit der Sensibilität gegenüber Dentallegierungen und Schwermetallen insgesamt nimmt zu.*

Besonders problematisch ist Palladium, das in den meisten Gold-legierungen enthalten ist. Es soll ähnlich toxisch sein wie Queck-silber. Ferner soll es bei Nickelallergien zu Kreuzallergien über Quecksilber zu Palladium und umgekehrt kommen.

Die Häufigkeit der Sensibilität gegenüber Dentallegierungen und Schwermetallen insgesamt nimmt zu. Für Nickel wird heute eine Häufigkeit von 15 Prozent bei Frauen und 6 Prozent bei Männern angegeben. Bei Gold ist wegen der stärkeren Exposition durch Schmuck ebenfalls der weibliche Bevölkerungsanteil stärker betroffen (3,5 bis 9 Prozent). Bei Goldlegierungen ist die Sensibi-lität wegen der Metallvielfalt weit häufiger. Keine geschlechtsspe-zifischen Unterschiede bestehen dagegen bei Quecksilber.

Neben den Schadstoffen aus Umwelt, Kosmetik[106] und Tätowie-rungen (Rot: Quecksilber, Blau: Kobalt, Gelb: Cadmium[107]) sowie ständig neuen weiteren Stoffklassen kommt noch ein Problem hinzu: die Kreuzallergie. Kontaktallergien gegen Dentalwerkstoffe können eine Sensibilisierung gegen einen weiteren Stoff bewir-ken. Über 50 Prozent der Patienten mit einer positiven Testreak-tion auf Nickel weisen im Epikutantest auch Sensibilisierungen gegenüber Palladiumsalzen auf. Ferner bestehen Zusammenhänge zwischen Nickel und Kobalt, Nickel und Chrom, Nickel und Kupfer usw.[108] Amalgam induziert außerdem eine Kreuzallergie gegen Formaldehyd, das in vielen Umweltgiften vorkommt,[109] oder gegen Quecksilber und Thiomersal, einem Konservierungs-stoff in Kosmetik- und Arzneiprodukten.

Das Problem: Schwermetalle können nicht nur die Blut-Hirn-Schranke und bei einer Schwangeren die Plazenta passieren, sondern auch schädigen. Das hat schwerwiegende Folgen für das Ungeborene, denn so übertragen sich Schwermetallbelastungen (auch Hg) der Mutter vor der Geburt und während der Stillzeit[110] auf das Kind.[111] als Prädisposition für das weitere Leben. Die Folgen sind eine bereits pränatal erfolgende neuronale Schädigung. Die elterliche Toxinbelastung schädigt die Gliazellen (Stützgewebe des

Nervensystems), auch wenn die Betreffenden keine Amalgamträger sind! Das verstärkt die Prädisposition für eine neuroimmunologische Erkrankung signifikant. Eine Veränderung des Erbguts ist möglich, spätere Unfruchtbarkeit wahrscheinlich.[112]
Die Schädigung der Blut-Hirn-Schranke zieht eine verminderte Immunantwort, eine höhere Anfälligkeit für Entzündungen und eine reduzierte Sensitivität gegenüber Säuren und Temperaturänderungen nach sich. Die Wächterfunktion ist vermindert und das Gehirn daher stärker der Umweltbelastung ausgesetzt. Wegen der Metallbelastungen

Eingelagerte Metalle lassen sich mobilisieren und aus dem Körper ausleiten.

weist derzeit etwa jeder zweite Europäer einen Gendefekt der Glutathion S-Transferase M1 (GSTM1)[113] auf und fast jeder fünfte einen solchen der Glutathion S-Transferase T1 (GSTT1). Deren Fehlfunktion kann wegen DNA-schädigender Zwischenprodukte zu einer verstärkten Toxizität von Schadstoffen wie Benzpyren oder polyzyklischen Kohlenwasserstoffen beitragen. Außerdem dürften weniger gut erforschte Dentalwerkstoffe auch andere Entgiftungsmechanismen außer Kraft setzen.
Das Quecksilber aus Füllungen wird als Dampf zu 100 Prozent durch die Nase und die Mundschleimhaut aufgenommen. Im Blut ist Quecksilber zu 50 Prozent im Plasma gelöst und zu 50 Prozent in den Erythrozyten (roten Blutkörperchen) gebunden. Die Weiterleitung auf die Motoneuronen im zentralen Nervensystem, die Kontrolle über einen Muskel ausüben, bewirkt neuronale Erkrankungen.[114] Auf einem weiteren Weg ins zentrale Nervensystem erfolgt durch die Mund- und Riechschleimhaut ein direkter retrograder Transport über die sensorischen, motorischen und sensiblen Hirnnerven.[115]
Aus Amalgamfüllungen dringt Quecksilber durch die Dentinkanäle bis zur Pulpa[116] und zum Periapikalgewebe, das die Wurzelspitze umgibt. Der Knochen bleibt auch nach der Extraktion eines

amalgamgefüllten Zahns mit Quecksilber kontaminiert. Dies gilt für jeden Werkstoff, der in Zähne eingebracht wird, auch für Fluorid und Zusatzstoffe in Füllungskunststoffen.

Trotzdem sind Schwermetalle keine physiologischen Untermieter in unserem Körper. Das Problematische an ihnen ist, dass sie wichtige lebenswichtige Spurenelemente wie Mangan, Zink und Selen verdrängen oder ein Spurenelement wie Selen verwendet werden muss, um sie abzubauen. Dies führt in doppelter Hinsicht zu einer metabolischen Entgleisung.[117]

UNO-Beschluss gegen Quecksilber

Dass Quecksilber in Patientenmündern ein großes Problem darstellt, ist heute allgemein bekannt. Im Februar 2009 einigten sich die Umweltminister der Vereinten Nationen bei einem Treffen in Nairobi darauf, ab spätestens 2013 weltweit kein Quecksilber mehr zu verwenden, da es ein tödliches Gift ist.[118] Erstaunlich und entscheidend war, dass die USA ihre bisherige Blockade des Quecksilberverbots aufgaben, waren sie doch in der Vergangenheit die Verfechter der Quecksilberverwendung gewesen.

Weitere Schädigungen durch Metalle im Körper

Neben den bereits erläuterten Folgen der Verwendung von Quecksilber sind die folgenden Auswirkungen von metallischen Schadstoffen bekannt oder in der Diskussion:

- Schwermetalle lösen Genveränderungen aus, ändern also den menschlichen Genpool, was Veränderungen unserer Physiologie zur Folge hat. So verändern Cadmium und Zink die Ausprägung von Spermien und Erythrozyten, was sich auf die Genome von Nachkommen auswirkt.

- Entsprechend der Reihenfolge ihrer Toxizität bewirken die Metalle Quecksilber, Kupfer und Cadmium in unterschiedlichem Ausmaß Brüche in der DNS und Schäden an den Membranen von Lysosomen.[119] Diese sind die Putzkolonne in der Zelle und dafür verantwortlich, dass die Zelle von eigenem und Fremdmaterial gesäubert wird. Sie können aber auch den Zelltod einleiten.

- Quecksilber ist möglicherweise an der Entstehung von Autismus beteiligt. Ein Paradigmenwechsel beim Therapieansatz ist gesucht, der nicht mehr Stoffwechselketten therapieren will, sondern kybernetische Zusammenhänge verstehen muss, um verstehend zu entlasten. Siehe präkopulare und epigenetische Faktoren.

- Schwermetalle wirken genotoxisch auf Lymphozyten (Abwehrzellen).[120]

- Schwermetalle erzeugen Schäden an der DNS von Darmzellen.[121]

- Quecksilber verursacht DNS-Schäden in Knochenmarkzellen.[122]

Eingelagerte Metalle lassen sich mobilisieren und aus dem Körper ausleiten. Diese Möglichkeiten gibt es bei Kunststoffen und Fluoridverbindungen nicht. Sind sie einmal im Körper, bleiben sie dort und können kaum noch oder gar nicht mehr entfernt werden. Schadstoffe aus neuen zahnmedizinischen Materialien kumulieren sich also im Körper des Patienten. Kunststoffe (Komposits) enthalten als Basis eine organisch-chemische Matrix, in der anorganische Füllmaterialien (zum Beispiel Quarz) eingelagert sind. Die Bestandteile der Kunststoffe sind als bedenklich einzustufen; daher kommen solche Werkstoffe besser gar nicht zur Anwendung. Gewiss ist aber die Behandlung eines erkrankten Milchzahns mit Kunststoff der Nichtbehandlung und einer möglichen Entzündung vorzuziehen.

Gesund bleiben – ohne Zahnarzt

Gesund zu sein und keinen Arzt oder Zahnarzt zu brauchen, das ist sicherlich unser aller Wunsch. Bezogen auf den Mund gibt es mehrere Möglichkeiten, diesem Idealziel ein Stück näher zu kommen:

- zweckmäßige Mundpflege,
- vernünftige Ernährung und Entgiftung,
- Entspannung durch Bewegung der Mundhöhle,
- sprachliche Kommunikation als Element der sozialen Bindung.

Mundpflege mit Sinn, Verstand und Augenmaß

„Hast du dir schon die Zähne geputzt?" Diese Frage ist wohl eine der häufigsten, die wir in unserer Kindheit zu hören bekamen, so gebetsmühlenhaft, dass sie fast ein Abendgebet ist. Zahnpflege hat aber nichts mit Religion zu tun. Allerdings gibt es Aufklärungsbedarf bei diesem Thema. Doch trotz aller (schlechten) Erinnerungen ertappen wir uns selbst dabei, dass wir unseren eigenen Kindern und Enkelkindern immer wieder diese Frage stellen.

Sicherlich ist das Zähneputzen eine äußerst sinnvolle Angewohnheit und nimmt in der Körperpflege einen wichtigen Platz ein. Es ist aber auch ein Resultat unserer falschen Ernährung und der Abkehr von einer natürlichen Lebensweise. Würden wir zuckerfrei essen und belastende Nahrung meiden, könnten wir uns Zahnbürste und Zahnpasta sparen. Weil wir davon aber meilenweit entfernt sind, ist die Zahnpflege unumgänglich.

Allerdings könnte ein Großteil der sogenannten Pflegeprodukte guten Gewissens entsorgt werden: Mundspülungen zum Beispiel, die Fluoride, Desinfektanzien oder andere chemische Zusatzstoffe enthalten, die im Mund nichts zu suchen haben. Ebenso Zahncremes, zu denen uns die Werbung weismachen will, dass sie weiß machen. Dass fluoridhaltige Zahnpasta aus dem Badezimmer verbannt werden sollte, ist klar nach dem, was über Fluor zu sagen war (siehe ab Seite 171). Jeder möge für sich entscheiden, ob eine elektrische Zahnbürste oder Zahnseide noch sein muss.

Sehr viel Zeit und Mühe stecken viele in die Haar- sowie Haut- und Gesichtspflege. Im Vergleich dazu wird der Mund oft wirklich stiefmütterlich behandelt. Würde man den Schwerpunkt nur etwas mehr in Richtung Mundhygiene verschieben, könnte die Mundhöhle ihre Potenziale entfalten, die sonst brachliegen oder bei Verwahrlosung sogar Schaden anrichten können.

Zahnreinigung

Die Folgen von Fehlernährung und Fehlverhalten lassen sich in einem gewissen Ausmaß durch akribische Zahnpflege beim Zahnarzt (professionelle Zahnreinigung) und zu Hause ausgleichen. Als Faustformel gilt: Viel hilft viel. Der Gebrauch von Zahnpasta, Zahnseide, Zwischenraumbürstchen (Interdentalbürstchen), Munddusche und Spülungen ist nachweislich nützlich und empfehlenswert. Aber auch alle diese Hilfsmittel zusammen gleichen nicht die Folgen eines gestörten Stoffwechsels aus, der die Zähne angreift. Zähneputzen kann und muss als Gegengewicht zur Fehlernährung gelten und individuell abgestimmt sein. Das Sicherste ist immer noch, sich so zu ernähren und so zu verhalten, dass Zahnpflege nicht immer notwendig ist. Sinnvoll ist sie natürlich trotzdem; schon unter dem Aspekt der Sicherheit.

Die Zahnärzte raten seit jeher wärmstens zum Zähneputzen. Sie und ihre mundhygienischen Fachkräfte erklären in den Praxen das Zähneputzen gerne bis ins Detail. Sicherlich lassen sich dadurch die Folgen von Fehlernährung in einem gewissem Ausmaß abmildern. Aber genau genommen beruhigen wir damit eher unser Gewissen, als dass wir die Sünden von schlechten Ernährungsgewohnheiten damit wegputzen könnten. Die Ursachen für Mundprobleme werden leider selten besprochen, und die Zahnpflege wird oft auf bloßes Zähneputzen reduziert. Mundhygiene als Teil der Körperhygiene sollte aber mehr sein als Zähneputzen und sogar zu einer intelligenten Mundpflege ausgebaut werden, denn der Mundraum lässt sich als Ort der Reinigung des Körpers nutzen.

Mundpflege ist etwas Individuelles und hängt unter anderem vom manuellen Geschick ab. Die Technik sollte man sich vom Zahnarzt beibringen lassen, aber in der Mundpflege muss sich jeder seinen eigenen Weg suchen, der zu den persönlichen Lebensgewohnheiten und -umständen passt. Diese Eigenheiten kann die Beratung beim Zahnarzt weder genau berücksichtigen noch pauschal wegwischen. Wir verlassen also beim Zähneputzen das mechanische Zähneschrubben, das viel mehr das Gewissen beruhigt, als Karies und Entzündungen im Mund zu bekämpfen.

In unserer ganzheitlichen Sichtweise betrachten wir die Mundhöhle als einen sehr wichtigen Teil des Körpers. Ein gepflegter Mund und gesunde Zähne dienen nicht nur einer optisch angenehmen Erscheinung, sondern sind ein Ausdruck von Achtsamkeit und Verantwortung gegenüber dem eigenen Körper und darüber hinaus die Voraussetzung für eine gute Verdauung. Gesunde Ernährung und gute Mundhygiene gehören zusammen. Strengt man sich in beiden Hinsichten an, kann man nicht nur von den Zähnen und der Mundhöhle ein dickes Lob erwarten, sondern auch vom Stoffwechsel. Das sollte genug Motivation sein!

Der Mund als Spiegel unseres Gesundheitszustands und unserer Vitalität braucht angemessene Pflege und Hygiene, um den Körper in seinen Funktionen zu unterstützen. Nur ein sauberer Mund hilft dem Körper, Gifte loszuwerden. Mundpflege ist zentrale Körperpflege zur Gesunderhaltung des gesamten Körpers, bei der nebenbei die Zähne so sauber gemacht werden, dass auch der Schutz vor Karies und anderen oralen Erkrankungen gegeben ist. Da Mundhygiene eine tägliche Routine ist, kommt der Wahl der Pflegeprodukte besondere Bedeutung zu.

Zähne putzen nach dem Essen?

Viele Leute putzen sich nach den Mahlzeiten die Zähne, um den „lästigen Nachgeschmack" durch einen „frischen" zu ersetzen. Das halten wir für falsch, weil der Nachgeschmack eine wichtige Funktion für die Verdauung hat. Deshalb ein Aufruf an alle Gegner des Nachgeschmacks: Bitte überdenkt eure Speisekarte! Gerade der Nachgeschmack sollte als gut empfunden werden, da er länger anhält als das Essen selbst. Schmeckt es schlecht nach, stimmt etwas nicht mit dem, was man verspeist hat.

Mit den Zähnen verhält es sich ähnlich wie mit Geschirr und Besteck: Das Essen schmeckt einem besser, wenn man auf dem Teller nicht den Daumenabdruck des Kellners sieht, kein Haar in der Suppe schwimmt und man die Serviette nicht zum Säubern des Bestecks verwenden muss. Unser Körper hat auch gerne saubere Zähne vor dem Essen, nur sagt er es eben nicht. Ein sauberer Mund „schmeckt" aber besser. Mit dem Essen gelangen genügend neue Bakterien in die Mundhöhle. Da ist es hilfreich, wenn dort von vornherein möglichst wenige Keime sind. Solange man

Nur ein sauberer Mund hilft dem Körper, Gifte loszuwerden.

dem Körper nicht zu viel zumutet, was ihn und die Zähne belastet, ist Zähneputzen *vor* dem Essen sinnvoll. Andersherum: Zähneputzen nach dem Essen kann sogar schaden. Essen wir viel Säurehaltiges wie zum Beispiel Zucker, Äpfel, Zitrusfrüchte etc., wird auch das Milieu im Mund sauer. Die Säuren greifen die Zähne für kurze Zeit an, bis der Speichel sie neutralisiert hat. Unser Speichel ist ein Sensibelchen und immer um Ausgleich bemüht. Es dauert in der Regel um die 20 Minuten, bis der Speichel die Harmonie wiederhergestellt hat. Daher sollte man auch mindestens 20 Minuten nach einem Apfel *nicht* die Zähne putzen, da man sonst den Zähnen durch das Rubbeln eher Schaden zufügen kann.

Ist der Stoffwechsel übersäuert, braucht der Körper die ausgleichenden Basen an anderen Stellen. Dann kann der Speichel nicht mehr so schnell ausgleichen, wie er eigentlich sollte. Es braucht mehr Zeit, bis die Säuren im Mund wieder so harmonisiert sind, dass die Zähne putzbereit für Zahnbürste und Zahnpasta sind.

Spätestens jetzt dürfte die Verwirrung vollständig sein: Wann und wie darf man denn überhaupt irgendetwas im Mund machen, ohne einen Fehler zu begehen? Hier gilt die goldene Regel „Weniger ist mehr". Denn die Zähne kämen prinzipiell mit relativ wenig Pflege aus. Zu unseren leider bisweilen falschen Essgewohnheiten kommen aber auch noch Zusatzbelastungen durch Toxine in unseren Nahrungsmitteln hinzu, die den Stoffwechsel und unseren harmoniebedürftigen Speichel zusätzlich herausfordern und an seine Grenzen bringen. Toxine gilt es gänzlich zu vermeiden, gerade wenn es um Zahnpflegeprodukte geht. Das vertraute Zähneputzen sollte darüber hinaus um eine Reinigung der Zunge und sanftes Spülen des Mundraums ergänzt werden.

Das im Folgenden beschriebene Konzept beschreibt die umfassende Zahn- und Mundpflege, die mindestens einmal am Tag neben der gewohnten Zahnschrubberei kultiviert werden sollte. Es bietet die Möglichkeit, Ablagerungen und Giftstoffe auszuscheiden und mittels unschädlicher Pflegeprodukte zu einem sauberen Mundgefühl und einem gesteigerten Wohlbefinden zu gelangen.

Zungenreinigung mit dem Läppchen

Der Mundraum sollte nicht nur als Schauplatz der Nahrungszerkleinerung, sondern auch als ein Ort der Körperentgiftung gesehen werden. Giftstoffe, die sich während der Nacht angesammelt haben, können morgens durch die Mundhöhle ausgeschieden werden. Die Zunge hat zum einen eine ziemlich große Oberfläche, die man leicht säubern kann, zum anderen ist sie selber die Reinigungskraft der Mundhöhle. Mit ihrer spitzen Form dringt sie in alle Ecken und Nischen des Mundraums vor und bewirkt mit ihrer rauen Oberfläche einen gewissen Peelingeffekt an den Zähnen und

Schleimhäuten. Die raue Oberfläche kann sich auch selbst in gewissem Ausmaß reinigen. Gerade morgens findet die Zunge es aber besonders nett, wenn man ihr ein wenig hilft: Aus diesem Grund stellen wir die Zungenreinigung an den Beginn der Mundhygiene. Sie erfolgt morgens nach

> *Wir stellen die Zungenreinigung an den Beginn der Mundhygiene.*

dem Aufstehen und dient der Beseitigung von Ablagerungen und Reduzierung von Bakterien.

Die Zungenreinigung ist aus Ostasien und Indien bekannt. Dort verwendet man seit alters her bis heute einfache Schaber, um die Zunge zu reinigen. Diese Technik hat bei uns vereinzelt Einzug gehalten. Der Markt bietet Schaber aus Metall oder Plastik an. Bei manchen Zahnbürsten ist die Rückseite als Schaber geformt.

Betrachtet man die Zunge unter einem Mikroskop, bietet sie ein beeindruckendes Bild. Man sieht eine von Fall zu Fall sehr verschieden ausgeprägte wilde Berglandschaft mit tiefen Schluchten und bizarren Erhebungen. Schnell wird einem klar, dass man eine solche Oberfläche selbst durch engagiertes Zungenschaben nicht richtig sauber bekommen kann. Das Problem ist, dass man den Zungenbelag eher in die Vertiefungen einarbeitet, statt ihn abzuheben. Hier braucht es eine andere Technik. Da der Belag wie ein Teppich auf der Zunge liegt, braucht es etwas, das diesen aufsaugt, damit die Zunge wieder „atmen" kann.

Dazu eignen sich spezielle saugfähige Zungenläppchen, auch *tongue towels* genannt, mit denen der weiche, abwischbare Zungenbelag aufgenommen und von der Zunge entfernt werden kann. Die Läppchen sind steril verpackt und werden nach einem Gebrauch weggeworfen.

Als Alternative könnte man einen Waschlappen oder ein kleines Taschen- oder Handtuch verwenden. Allerdings muss das Textil danach unbedingt in die Heißwäsche, damit die abgewischten Keime und Bakterien wirklich aus dem Verkehr gezogen werden.

Anwendung: Streichen Sie die Zunge vom Rachen zu den Zähnen mit dem trockenen Zungenläppchen ab. Dabei können beide Enden des Läppchens verwendet werden sowie Ober- und Unterseite. So kann man mit einem Läppchen viermal die Zunge abstreifen. Die Zunge wird folglich von Ausstreichen zu Ausstreichen trockener. In Rachennähe ist das Abwischen ist Zunge meist mit einem leichten Würgereiz verbunden. Dieser ist besonders morgens hilfreich und für unsere Zwecke sehr willkommen, da er zum einen der Entgiftung dient, was wir aus indischen Heilverfahren kennen. Zum anderen ist er auch neuronal positiv für den Körper: Er liefert ein wahres vegetatives Gewitter und macht Mann wie Frau richtig munter.

Für Fortgeschrittene: Wenn Sie das Gefühl eines tiefen Gähnens nachempfinden, können Sie beim Abwischen der Zunge eine maximale Entspannung erzeugen. Anschließend ist die Zunge trocken und optimal für das folgende Ölspülen präpariert.

Ölziehen

Das Ölziehen ist der zweite Schritt der Mundpflege und sollte ebenfalls am Morgen erfolgen. Diese Technik soll aus Russland stammen, wo sie eine lange Tradition haben soll. Lange dauert auch die Anwendung. Man sagt, dass die beste Wirkung erst nach 20 Minuten aktivem und sportlichem Herumjonglieren (Spülen) mit dem Öl im Mund zu erwarten ist. Mühsam nährt sich das Eichhörnchen, wenn man es aber einige Male gemacht hat, weiß man es zu schätzen. Richtige Fans wollen bald keinen Tag mehr ohne Öl beginnen. Merke: Morgenstund' hat Öl im Mund!

Das Mundspülöl stabilisiert die Bildung der physiologischen Mundbiota und zerstören sie nicht – im Gegensatz zu herkömmlichen Mundpflegeprodukten. Es bindet Bakterien und hilft uns dabei, durch die Mundhöhle Toxine auszuscheiden. Ferner wirkt das Öl entzündungshemmend.

Die Ölziehkur ist eine Möglichkeit, die Mundhöhle als Ort der Entgiftung nutzbar zu machen. Nach Ansicht einiger Autoren kurbelt es sogar die Selbstheilungskräfte des Körpers an. Die Hygiene der Mundregion aktiviert ihre Funktion als Ort der Heilung.

Anwendung: Nachdem Sie die Zunge mit dem Zungenläppchen gereinigt und abgetrocknet haben, nehmen Sie 1 bis 2 Esslöffel Sesam-, Sonnenblumen-, Schwarzkümmel-, Salbei- oder Kokosöl in die Mundhöhle. Bewegen Sie es im ganzen Mund hin und her, „ziehen" Sie es durch die Zahnzwischenräume und versuchen Sie, das Öl mit der Zunge am Gaumen zu „zerdrücken". Das Öl vermischt sich dabei mit dem Speichel. Schlucken Sie das Öl nicht hinunter, sondern spucken Sie es nach 5 bis 10 Minuten aus – oder am besten erst nach 20 Minuten. Das Öl bindet ja die Giftstoffe, die Sie loswerden wollen! Anschließend erfolgt die Zahnreinigung mithilfe der Ölzahncreme.

Ölzahncreme

Nach dem Ölziehen ist die Mundhöhle mit einem sehr dünnen Ölfilm ausgekleidet. Das Öl kann nicht alle Ecken und Nischen im Mund mechanisch reinigen. Zur gründlichen Reinigung ist deshalb schwereres Gerät gefragt: die Zahnbürste plus eine Zahncreme mit geeigneten Putzkörpern, die das Reinigen mit der Zahnbürste unterstützen.

Herkömmliche Zahnpasta ist auf Wasserbasis hergestellt. Sie beinhaltet meist chemische Stoffe, welche die Benetzung, also den Kontakt mit der Oberfläche, verstärken können. Das hat den Zweck, auf der eher wasserabweisenden Schleimhaut- und Zahnoberfläche die herkömmlichen Wirkstoffe, etwa Fluoride oder Desinfektanzien, direkt zur Wirkung zu bringen. Eine geölte Mundhöhle würde die Wirkung herkömmlicher Zahnpasta am Zahn vermindern, da der Ölfilm eine zusätzliche Schutzhülle darstellt. Eigentlich wäre das gut, da die meisten chemischen

Zusatzstoffe fragwürdige Wirkungen am Zahn haben können. Was jedoch weniger vermindert wird, ist die Aufnahme der chemischen Inhaltsstoffe der Zahnpasta durch die Mundschleimhaut. Die Schleimhaut der Mundhöhle kann im Vergleich zu anderen Hautpartien – etwa am Arm oder am Bauch – zehnmal so viel und so schnell Stoffe aufnehmen.

Für die eingeölte Mundhöhle bietet sich daher eine Zahncreme auf Ölbasis an, mit der man im gleichen chemischen Milieu bleibt. Die klassische Ölzahncreme besteht aus verschiedenen Sorten Öl, aus Sole und Erden. Sie ist frei von Fluoriden, Oberflächenentspannern, Tensiden, Lösungsmitteln sowie Farb- und Konservierungsstoffen. Herkömmliche Zahnpasta ist mit intensiven Geschmacksstoffen versetzt, um die chemischen Wirkstoffe geschmacklich zu überdecken. Diese Zutaten bringen den typischen vermeintlichen Frischegeschmack. Bei einer Ölzahncreme ist der Geschmack nur durch die Öle gegeben, die ihrerseits biologisch positiv auf die Mundhöhle einwirken. Auf diese Weise schlägt Ölzahncreme zwei Fliegen mit einer Klappe: Wirkung und Geschmack.

Anwendung: Tauchen Sie die Borsten der Zahnbürste in die Zahncreme ein oder tragen Sie die Zahncreme mit einem Holzspatel auf die Bürste auf. Putzen Sie die Zähne wie gewohnt.

Werkzeug Zahnbürste

Je kleiner der borstenbesetzte Kopf, umso besser kommen Sie damit in die Ecken und Nischen der Mundhöhle. Das Putzen selbst geschieht sehr individuell: Es gibt Leute, die das Kunsthandwerk lieben. Für diese ist sicherlich die klassische manuelle Zahnbürste das Werkzeug der Wahl, mit dem man mit Fleiß und Geschick sich und seinen Zähnen etwas Gutes tun kann. Ob es immer drei Minuten Putzzeit sein müssen, hängt von der persönlichen Putzstrategie und antrainierten Geschicklichkeit ab. Das Ziel ist die Sauberkeit, wie auch immer Sie die erreichen.

Auch unter Erwachsenen gibt es die Verspielten, die ihre Zähne gerne multimedial putzen wollen. Dafür gibt es bei elektrischen Zahnbürsten massenhaft Formen und Farben, die das Zähneputzen zu einem „Erlebnis" machen sollen. Man bekommt sie inzwischen mit den verschiedensten Geschwindigkeits- und Funktionskontrollen und sogar mit Musik. Ob das technische „Eigenleben" der Bürste die Einsamkeit beim Zähneputzen vertreibt oder die Langeweile – schaden wird die Spielerei nicht; Hauptsache, man bleibt bei der Stange. Apropos Spielen: Die Erfahrung zeigt, dass spezielle elektrische Kinderzahnbürsten für die Kleinen ein recht guter Einstieg ins Zähneputzen sein können.

Das Ziel ist die Sauberkeit, wie auch immer Sie die erreichen.

Dann gibt es noch die Technikbegeisterten, die Autos nur nach Kennwerten und Fernseher nach Bildschirmdicke kaufen. Für Technikfreaks hat die Star-Wars-Abteilung der Oralhygiene die Ultraschallzahnbürstengeneration bereitgestellt. Im Hyperschall kann man damit seine Mundhöhle in die Zukunft beamen.

Welches Werkzeug auch immer – Hauptsache, der Mund ist danach sauber und es hat auch ein wenig Spaß gemacht. Sollten Sie nicht zu den drei Kategorien gehören, ist Ihre Kreativität gefragt: vielleicht in Gedanken ein Gedicht beim Zähneputzen aufsagen oder ein Lied singen oder...

Mundspray

Öl-Mundspray bildet den Abschluss der Mundhygiene. Es ist auf reiner Ölbasis hergestellt und sorgt für frischen Atem. Im Handel gibt es verschiedene solche Produkte. Das Sprühöl wirkt auch desinfizierend und unterstützt die Entgiftung des Körpers. Anwendung: Sprühen Sie nach dem Zähneputzen einen kurzen Spraystoß in die Mundhöhle und lassen Sie das Öl kurz einwirken. Dieses können Sie ohne Bedenken schlucken.

Mundpflege für Brücken- und Implantatträger

Der Zahnarzt und Ernährungswissenschaftler Weston Price forschte um 1900 an naturnah lebenden Völkern, um die Ursachen des zunehmenden Problems Karies festzustellen. Anhand von Untersuchungen an allen ihm bekannten Volksstämmen konnte er beweisen, dass der Wechsel von deren traditioneller Ernährungsweise hin zu der modernen „zivilisierten" Ernährung Karies und Mundentzündungen hervorruft. Menschen mit Kronen, Brücken, Implantaten und Prothesen sind mithin Opfer unserer Zivilisation. Diese Patienten müssen besonders vorsichtig sein, weil damit zu rechnen ist, dass die Folgen der Zivilisation wieder zuschlagen werden und erneut den Zähnen Schäden zufügen. Für die Zukunft ist eine Änderung der Ernährungs- und Lebensweise notwendig, um dem Verfall der Zähne entgegenzuwirken. Darüber hinaus ist Hilfe von zahnmedizinischen Fachkräften erforderlich, die spezielle Tipps geben können, um möglichen Zahnschäden durch erweiterte Zahnpflege mit besonderen Hilfsmitteln wie Zahnseide, Munddusche, Zwischenraumbürstchen etc. vorzubeugen.

Zahnpflege hausgemacht

Manche Puristen putzen nur mit Zahnbürste und Wasser. Bisweilen kommt man in die Verlegenheit, wenn man vor lauter Hektik die Zahnpasta zu besorgen vergessen hat. Die Wassermethode ist weitaus besser als gar keine Pflege. Auf lange Sicht setzt sie aber voraus, dass man sich konsequent kohlenhydratfrei und basenbildend ernährt, was nicht einfach ist. Es bleibt also bei Wasser, denn Brot geht dann schon mal gar nicht mehr. Für den Alltag des Durchschnittsdeutschen ist die Methode ungeeignet.
Wer mehr Komfort als nur Wasser und Bürste will, kann sich mit Natron die Zähne putzen. Das schmeckt nicht gut, ist aber derzeit bei denen im Gespräch, die ihre Zähne „natürlich" bleichen wollen. Natron, genauer gesagt Natriumhydrogenkarbonat (Back-

pulver), hat den Vorteil, dass es basisch ist, also dem Speichel, der selbst Natriumbikarbonat enthält, helfen kann, Säuren im Mund nach dem Essen zu neutralisieren. Das ist zwar gut, hilft aber nicht wirklich. Abgesehen vom chemischen Geschmack ist die Langzeit-wirkung auf die Mundhöhle noch nicht richtig erforscht und die Bleichwirkung auf die Zähne fragwürdig. Es ist denkbar, dass die stark alkalische Wirkung die Oberfläche des Zahnschmelzes verän-dert, was aber noch nicht bewiesen ist. Die Dosierung ist außerdem schwer zu bestimmen, wenn man motiviert im Badezimmer mit dem Schrubben beginnt. Aber auf Reisen und in Ausnahmefällen ist Backpulver besser als nichts und überall leicht zu bekommen.

Für Historiker sind die Zahnpflegetipps von Hildegard von Bingen (1098–1179) interessant. Sie nutzte die basische Wirkung von Rebasche, der Asche aus dem Weinrebenholz. Diese mischte sie mit Wein wegen der Desinfektionswirkung des Alkohols, um ein Mundwasser zu kreieren, das vielleicht in Notzeiten nicht nur für die Mundpflege als Mundwasser eingesetzt wurde. Leider hat der Rebaschenwein keine Putzkörper und ist daher eben nur zum Spülen zu gebrauchen. Aus der Literatur ist die Kombination mit Kreide belegt, die man als Putzkörper zusetzte. Anstelle der Kreide wären auch Heilerden denkbar – ein reizvolles Feld für Experimen-tierfreudige. Schon wegen des Alkoholgehalts der Rebaschenlauge ist eine Langzeitanwendung jedenfalls nicht sinnvoll, da Alkohol die Mundflora angreift und für Kinder ungeeignet ist. Langfristig ist sie doch eher etwas zur inneren Anwendung als zur Zahnpflege.

Rezept für Rebaschenlauge

Weinrebenzweige abschneiden und eine Handvoll davon ohne Laub in der Sonne gründlich trocknen. Nach dem Trocknen 5 bis 10 Minuten im Ofen bei ca. 280° C zu Asche werden lassen. Nach dem Abkühlen im Mörser zu Pulver zerreiben. 10 Gramm davon mit 1 Liter Rotwein vermischen. Fertig ist der Zaubertrank! Nach Anweisung von Hildegard von Bingen den Mund zweimal täglich mit dem Wein spülen, die Zähne putzen und ausspucken. Tipp: Lässt man die Asche gröber zerstößelt, ist die Putzkraft besser. Am besten vermische man feinst pulverisiertes und gröberes.

Zahnpulver aus Asche in Kombination mit grobem Salz ist in Indien beliebt. Die basenbildende Wirkung und die Kombination mit grobem Salz sind sehr sinnvoll. Das Salz ist eine Art Putzkörper und unterstützt die basische Wirkung der Asche. Der Klassiker ist Auberginenkohle gemischt mit Steinsalz (Bergkernsalz). Leider ist für interessierte Alchimisten Auberginenkohle nicht gerade leicht zu bekommen. Aber es eignet sich auch hier leichter erhältliche Aktivkohle aus Kokosnuss oder Lindenholz etc. Das Mischungsverhältnis ist Geschmackssache. Bei der Wahl des Salzes sollte man auf Verunreinigungen mit unterschiedlichen Erden achten. Diese sollten nicht zu grob sein, da harte Steinanteile den Zähnen schaden könnten.

Wir bleiben im Land der Unerschrockenen. Auch mit Erden kann man putzen. Empfehlenswert zum Ausprobieren sind Heilerden, die laut Hersteller für den Verzehr geeignet sind. Wer den Geschmack aushält, der kann Erde mit Wasser vermischt in den Mund nehmen und mithilfe der Zahnbürste damit die Zähne putzen. Die Putzmasse sollte danach ausgespuckt werden. Bei dieser Methode besteht wie bei Bergkernsalz das Risiko, dass zu putzaktive, also harte Partikel dabei sind, die den Zähnen schaden können.

Zahnpasta aus den genannten Zutaten selber zu machen und diese zu kombinieren und zu variieren ist eine interessante Sache. Es macht Spaß, Mixturen auszuprobieren und an sich selbst anzuwenden. Bei Selbstversuchen sollte man aber nicht übers Ziel hinausschießen. Fragen Sie besser jemanden, der sich mit der Materie ein wenig auskennt, bevor Sie in die Irre gehen und zu viel riskieren. Aber die Erfahrung ist das Ziel, und nach einer gewissen Zeit kann man ja damit aufhören. Hauptsache, es hat Spaß gemacht, man hat nichts kaputt gemacht und sich und seine Mundhöhle und ihre Potenziale ein bisschen erleben können.

Stoffwechselgerecht essen

„Morgens wie ein Kaiser, mittags wie ein König, abends wie ein Bettelmann." Diese alte Ernährungsempfehlung klingt so einfach wie märchenhaft, und das ist sie auch. Die unglaubliche Fülle an Ernährungs- und Diätratgebern zeigt, dass das Thema weit komplexer ist. Laufend liefert die Wissenschaft neue Erkenntnisse und relativiert oder widerlegt frühere Gewissheiten. Was unser täglich Brot beziehungsweise die tägliche Nahrungsaufnahme anbelangt, herrscht heute weithin Verunsicherung; dabei sind Essen und Trinken doch scheinbar eine banale Angelegenheit.

Die grundsätzliche Fragestellung ist aber simpel: Wie bleibt man angesichts des unübersichtlichen Nahrungsangebots gesund und möglichst auch normalgewichtig? Oder: Wie schafft man es, vom Essen nicht krank zu werden? Das große Problem ist, dass wir uns in Sachen Esskultur von bewährten Traditionen weit entfernt haben. Die Gründe sind einfach zu benennen.

Zum einen der Ernährungsüberfluss: Das meiste ist äußerst preisgünstig zu haben, weil von minderer Qualität, und steht auch noch rund um die Uhr zur Verfügung. Kühlschrank und Gefriertruhe sorgen jederzeit für Nachschub, weshalb wir nie fasten müssen. Dazu kommt die Bewegungsarmut mit dem Effekt, dass die Energie aus dem Essen nur unzureichend abgebaut wird.

Wie geht das also nun, richtig zu essen? Um die grundsätzliche Aufgabenstellung zu verstehen, versetze man sich ein paar Jahrtausende zurück in die Zeit, da es noch kein Amazon Food, keine Industrielebensmittel und keine Kühlschränke gab. Man kann sogar noch weiter zurückgehen: in die Zeit vor der Sesshaftwerdung des Menschen und der Erfindung des Ackerbaus in der Jungsteinzeit. Die sogenannte Paleo-Ernährung vertritt die absolut archaische Ernährungsweise der Alt- und Mittelsteinzeit in ihren Empfehlungen und scheint damit am ehesten an die Bedürfnisse unseres urzeitlichen Stoffwechsels angepasst zu sein.

Zu berücksichtigen sind auch Besonderheiten der Stoffwechsel-anpassung wie etwa die häufig vorkommende Laktoseintoleranz bei erwachsenen Europäern sowie bei vielen Asiaten. Die Letzteren vertragen aufgrund einer Genmutation auch weniger Alkohol als Europäer (nicht unbedingt ein Nachteil).

Die Rolle des Stoffwechselkreislaufs

Entscheidend für eine gesunde Ernährung ist nicht die Zahl verschiedener Lebensmittel, sondern eine möglichst große Band-breite in Bezug auf die Phasen des Stoffwechselkreislaufs. Bei pflanzlicher Nahrung beginnt dieser beim Samen. In ihm steckt viel ruhende Energie in Form von Fetten und die gesamte geneti-sche Information für die Pflanze, die entstehen soll. Viele Samen sind pur genießbar und überaus wertvoll für die Gesundheit. Presst man sie, gewinnt man Öle mit wertvollen essenziellen Fettsäuren. Gute Beispiele dafür sind aus Raps, Hanf, Walnüsse oder Lein-samen. Weicht man Samen in Wasser ein, sodass sie keimen, entste-hen Sprösslinge, die roh im Salat wahre Energiebomben darstellen. In die Erde gebettet, wächst aus dem Samen unter Einfluss von Licht und Wasser eine Pflanze. Bei den meisten Pflanzen sind die Wurzeln wie auch das Kraut essbar.

Beispiel Karotte: Die Wurzel einer alten Sorte (die noch nicht auf möglichst süß und auf einheitliche Form hin gezüchtet ist) ist sehr gesund. Besonders zu empfehlen ist der leichte erdige Teil, der nach der Ernte an der Wurzel haften bleibt. Darin stecken Mikroben, die verdauungsfördernd sind – vorausgesetzt natürlich, es handelt sich um einwandfreie Pflanzen aus biologischem Anbau. Leider werden Erdspuren auf dem Weg zum Endverbraucher entfernt, damit das Produkt hygienischer aussieht. Auch das Kraut hat seine Vorzüge: Auch auf den ungewaschenen Blättern wohnen mikroskopisch kleine Helfer, die beim Verzehr der Verdauung dienlich sind. Verstärken kann man diesen Effekt durch die sogenannte Autofermentation:

Man legt das Kraut in Wasser und lässt es eine Weile stehen. Die vorhandenen Mikroben bilden dabei Enzyme und Vitamine, die unserem Stoffwechsel nützen. Nebenbei haben diese Bakterien die Fähigkeiten, Schadstoffe zu binden und zu vertilgen.

Das Verfahren wird für alle fermentierten Lebensmittel genutzt, etwa für Sauerkraut, Gurken und vieles mehr. Fermentieren kann man nahezu jedes Gemüse. Der sich bildende Saft schmeckt oft gewöhnungsbedürftig, wird aber von Hartgesottenen als gesund gelobt. Bekannt sind Sauerkrautsaft, Gurkensaft oder Brottrunk. Aus Letzterem hat sich das Bier entwickelt. Auch Wein ist eigentlich ein solches „Autofermentat".

Lässt man das in Wasser eingelegte Kraut länger stehen, verrottet es, und Fäulnisbakterien zersetzen die Reste. Diese stellen die beste Basis für Kompost dar. So gibt das ehemalige Kraut seine Nährstoffe an die Erde ab, die auf den Samen wartet, um den Stoffkreislauf von Neuem beginnen zu lassen …

Die verschiedenen Formen der Pflanze – vom Samen über den Keimling bis zur reifen Pflanze mit Wurzeln, Stängeln, Blättern, Blüten, Früchten oder Knollen und allen anderen Teilen – bieten uns eine Vielzahl von Verzehrmöglichkeiten, die alle unseren Stoffwechsel auf ihre eigene Weise verbessern. Eine derartige Ernährung war früher eine Selbstverständlichkeit; heute gerät sie zunehmend in Vergessenheit.

Es ist sinnvoll, ab etwa 18 Uhr, keine Kohlenhydrate mehr zu essen

Schließlich erfordert es Zeit, Mühe und Geduld, sich so eingehend mit Lebensmitteln auseinanderzusetzen. Es braucht eine gewisse Unbefangenheit, sich über Angelerntes wie „Schmutz ist giftig" hinwegzusetzen und den speziellen Geschmack in manchen Zustandsphasen zu akzeptieren.

Da für den Stoffwechsel nicht die Vielfalt der verzehrten Produkte zählt, sondern die Bandbreite ihrer Formen oder Zustände, kombinieren wir die Zutaten auf neue Art. Etwa so: Bohnensuppe mit

einem Schuss fermentierten Bohnen, dazu frische Bohnenspros-
sen. Oder Karottensalat aus Wurzel und Karottengrün mit fermentierten Karotten, dazu eingeweichte Karottensamen und so weiter.
Ich nenne diese Art der Auswahl und Zubereitung Komplexküche.
Trauen Sie sich und probieren Sie nach Lust und Laune aus.

Die NAM-Ernährung

Den Übergang zur Komplexküche soll die „NAM-Ernährung"
erleichtern. Was ist das? Keine Sorge: Sie sollen hier nichts Neues
zum alten Thema Ernährung lernen. Wir fassen lediglich die wesent-
lichsten Fakten und allgemeingültige Regeln zusammen.
Hilfreiche Anhaltspunkte liefert die Blutgruppendiät des amerikanischen Naturheilkundlers Peter J. D'Adamo, welche die Verträglichkeit von Nahrungsmitteln mit den Blutgruppen 0, A, B und AB
in Zusammenhang bringt. Im Mittelpunkt steht dabei der immu-
nologische Aspekt, der mit den Blutgruppen korreliert. D'Adamo
nimmt Bezug auf die unterschiedlichen Entwicklungsstufen der
Menschheit: Vom Jäger und Sammler über den Ackerbauern bis
hin zum Völkerwanderer haben immer die jeweiligen Lebens-
umstände bestimmt, welche Nahrungsmittel wie gut vertragen
werden. Und je nach Blutgruppe verträgt der Mensch unterschiedliche Nahrungsmittel mehr oder weniger gut.
Sinnvoll ist es auch, seine Mahlzeiten gemäß der „Organuhr"
einzunehmen, also zu den Zeiten, zu denen die an der Verdauung
und Verwertung beteiligten Organe aktiv sind. So kann man die
unterschiedlichen Aktivitätsphasen der inneren Organe berücksichtigen. Ferner ziehen natürliche physiologische Voraussetzungen logische Schlussfolgerungen für Ernährungsempfehlungen
nach sich: Die drei Stoffwechselwege Fett-, Protein- und Kohlenhydratstoffwechsel arbeiten nach dem Essen prinzipiell parallel.
Vorfahrt hat aber immer der Kohlenhydratstoffwechsel, da er aus
dem Zucker in der Nahrung die am schnellsten verfügbare Energie

gewinnt. Jeder Stoffwechsel braucht indessen Zeit. Wir dürfen ihn also nicht überfordern. Daher ist es sinnvoll, Ruhepausen einzulegen, damit die Kohlenhydratkolonne keine Staus im Stoffwechsel verursacht. Denn solange das Insulin damit beschäftigt ist, den Zucker aus dem Essen in die Zellen zu schleusen, liegt der Fettstoffwechsel (vorübergehend) lahm. Gerade in der Nacht ist ein solcher Stau besonders ungünstig, weil er den Regenerationsstoffwechsel verlangsamt. Denn für diesen zapft der Körper während der nächtlichen Fasten- und Schlafphase bevorzugt die Fettspeicher an. Daher ist es sinnvoll, abends, am besten ab etwa 18 Uhr, keine Kohlenhydrate mehr zu essen (das gilt auch für versteckten Zucker in Bier und Wein!), damit der Körper bei seinen Aufräumarbeiten nicht gestört wird. Eine kleine Brotzeit vor dem Schlafengehen genügt. Der Körper sollte sich während der Nacht nicht zu sehr mit dem Dickmacher Insulin auseinandersetzen müssen. Darunter leidet auch die Schlafqualität.

Abends keine Kohlenhydrate zu essen bedeutet nicht, dass man hungern muss. Ursprünglich ist es im Plan der Natur ohnehin vorgesehen, dass wir nachts ohne Essen auskommen, da in dieser Zeit aus Fetten und Eiweiß Glukose für das zuckerhungrige Gehirn bereitgestellt werden kann. Morgens kann man dann ruhig mit einem kohlenhydrathaltigen Frühstück starten (zum Beispiel Müsli oder auch Brot). In seiner morgendlichen Aktivitätsphase kommt der Körper gut mit dem darin enthaltenen Zucker klar.

Insulinschwankungen in der Nacht schaden auch dem Knochenstoffwechsel und dem Zahnhalteapparat. Sie können Entzündungen erzeugen und bestehende anheizen. Außerdem stören sie den Schlaf, was nächtliches Zähneknirschen begünstigen kann. Kohlenhydrate am Abend belasten ferner die Mundbiota. Es fällt auf, dass dieser Ernährungsfehler alle Top 3 der häufigsten Volkskrankheiten (Karies, Entzündungen, Funktionsstörungen) verursachen kann. Damit wird der Mund nicht zum Ort der Heilung, sondern vielmehr zum Ort der Belastung.

Special: *Essen ist individuell*

Was dem einen nützt, muss nicht immer auch für den anderen nützlich sein und könnte einem Dritten sogar schaden. Ernährung ist etwas höchst Individuelles – und mit Emotionen verbunden. Deshalb kann es keine ideale Ernährung für alle geben. Sie beginnt weit vor der Mundhöhle mit der intuitiven Suche nach dem, was wir brauchen. Dies ist ein hochemotionaler Prozess, der mit Neugier, Freude und Staunen verbunden ist. Wir Menschen sind aus neurobiologischer Sicht suchende Entdecker. Ein neues Lokal entdeckt zu haben ist dagegen als Ergebnis vergleichsweise mager, und auch die Kühltheke im Supermarkt ist emotional überschaubar. Wichtig ist die Beschäftigung mit Lebensmitteln, das Anschauen, Erspüren, Berühren und Kosten und letztlich auch der kreative und neugierige Umgang damit in der Küche.

Heute fallen das mühevolle Suchen, Entdecken und Heranschaffen fast immer weg, ebenso meist das eigenhändige Verarbeiten dessen, was man errungen hat. Wir essen kaum mehr Rohprodukte und kultivieren und konservieren selbst kaum noch. Diese beiden Handlungen nach der Essenssuche, die uns einen Selektionsvorteil in den letzten 2,8 Millionen Jahren beschert haben, fallen weg. In unserer Gesellschaft gibt es diesen emotional besetzten Vorlauf kaum mehr, und wir haben die damit verbundene metabolische Rückkopplung verlernt. Aus emotionaler Sicht ist das dritte und letzte Highlight die Tätigkeit, in und mit, teils auch für die Gruppe, in der er man lebt, das Essen zuzubereiten. Dieses Erlebnis schafft soziale Bindung, und diese schafft wiederum Emotionen. Wie viel Emotion rund um Ernährung ist möglich, bevor man überhaupt etwas isst! Diese Emotionalität ist viel älter und tiefer in uns verankert als unsere Zivilisation, und daher fokussiert unsere Gesellschaft alles auf die Mundhöhle und das Hier und Jetzt. So muss die Schokolade, die für wenige Sekunden in den Mund kommt, das auffüllen, was in der Vergangenheit ein Wechselbad an Emotionen ausgelöst hat, bevor die Kalorien durch den Kopf purzelten.

Richtlinien für die individuelle Diät

Intelligent ist der Ansatz der Trennkost. Auch Low Carb ist ein wichtiges Stichwort, und es lohnt sich durchaus, verschiedene Aspekte der Paläo-Diät zu nutzen. Aber es ist nicht möglich, die optimale Ernährung für jeden Mann und jede Frau nach einem einzigen Modell festzulegen. Der Stoffwechsel und die genetischen Voraussetzungen sind individuell zu verschieden. Aus diesem Grund erachte ich es als sinnvoll, zuerst die Verhaltensweisen und Lebensmittel zu benennen und aus der Ernährungsweise zu verbannen, die generell schädlich und unverträglich sind.

Die wichtigsten No-Gos der Ernährung

Ganz ohne Verzicht und Änderungen gegenüber der gängigen Ernährungsweise wird es nichts mit dem gesunden Leben. Beachten Sie möglichst die folgenden wichtigsten Punkte.

1. Zucker, Zuckerersatzstoffe und die daraus hergestellten Produkte: Unser Körper braucht den isolierten Zucker nicht.
2. Nicht zu viel Zuchtobst mit zu hohem Glukose-Fruktoseanteil wie Apfel, Birne, Trauben etc. Besser mehr Beeren!
3. Geschmacksverstärker, Konservierungsmittel und weitere giftige Zusatzstoffe. Daher keine Fertiggerichte!
4. Übermäßiger Alkoholgenuss
5. Weitverbreitete Allergene wie Weizengluten oder Milch, Eier und Produkte daraus sollten gemieden werden.
6. Zu große Essensmengen zur falschen Zeit, zu schnell und zu wenig gekaut. Wir in den hochzivilisierten Ländern essen

häufig zu große Portionen, und das zu Zeiten – häufig nach 20 Uhr – wenn sich das Verdauungssystem schon auf die Nachtruhe eingestellt hat.

7. Die Verbindung von Essen mit Trinken, Kommunikation und Arbeit (Beispiel Geschäftsessen): Essen ist im Prinzip eine intime, private Angelegenheit. Verbinden wir es mit anderen Beschäftigungen und irgendwelchen Zwecken, geht das immer auf Kosten der Verträglichkeit.

8. Man sollte entweder essen oder trinken, und zwar mit Abständen von mindestens 20 Minuten.

Die besten Lebensmittel

Aus den verbleibenden Lebensmitteln gilt es nun diejenigen auszuwählen, die für den eigenen Stoffwechseltyp sinnvoll sind, und diese frisch, in bester Qualität und in möglichst großer Vielfalt zu konsumieren. Dabei sollten gewisse Grundregeln beachtet werden.

1. **Obst:** roh, nicht nach 15 Uhr
2. **Nüsse und Samen:** über Nacht eingeweicht
3. **Getreide:** Urgetreide, Buchweizen, Quinoa etc., wenig Weizen; möglichst Mehl aus gekeimter Saat
4. **Fleisch:** Biofleisch regionaler Herkunft, besonders Innereien; tierisches Eiweiß nicht jeden Tag
5. **Fisch:** möglichst aus Wildfang, ganze Fische, nicht jeden Tag
6. **Gemüse:** regional und saisonal geerntet; je bunter die Auswahl, desto mehr gesunde Pflanzenstoffe sind enthalten; auf gesunde Bitterstoffe achten
7. **Getränke:** nur Wasser (!); ferner die Verdauung unterstützende Fermente wie Kefir und Kombucha sowie verschiedene Tees

Der Faktor Zeit

Man sollte sich Zeit dafür nehmen, den Körper auf ein Nahrungsmittel vorzubereiten und es im Mund aufzuarbeiten, um es dann der weiteren Verdauung zuführen zu können. Die moderne Ernährungslehre fokussiert sich oft auf den Darm und den Stoffwechsel (die Achse Darm–Hirn). Aber im Darm ist leider alles längst vorbei, was den bewusst steuerbaren Teil der Nahrungsaufnahme ausmacht. Das Essen beginnt lange vor der Mundhöhle in fein aufeinander abgestimmten Mechanismen. Wenn die Nahrung erst einmal den Magen passiert hat, ist alles, was wir tun können, um den Stoffwechsel zu beeinflussen, bereits geschehen. Der Darm und sein Mikrobiom sind nun an der Reihe. Letzteres wiederum wird durch das beeinflusst, was wir essen. Daher ist der Stoffwechsel *vor* der Mundhöhle eigentlich das Entscheidende.

Alles, was den Zähnen und der Mundhöhle schadet, schadet auch dem Stoffwechsel und somit dem ganzen Körper. Ab einem Prozentsatz von 4 Prozent Kohlenhydraten löst Nahrung potenziell Karies aus! Es geht uns besser, wenn wir bei unserer Ernährungsweise Parameter wie Organuhr, Stoffwechselabläufe, Hormonstoffwechsel, Blutgruppen und den gesunden Menschenverstand berücksichtigen. So gesehen erscheint der Spruch über Kaiser, König und Bettelmann wieder plausibel. Morgens ist eigentlich der richtige Zeitpunkt für eine moderate Völlerei, bei der so ziemlich alles erlaubt ist außer den genannten No-Gos. Mittags ist noch etwas Mischkost angebracht, abends eher wenig bis gar nichts mehr.

Special: *Aus Lust wird Last – die Krux mit der Sucht*

Unser Körper ist wohl der genialste Troubleshooter und Improvisator, den man sich vorstellen kann. Er verfügt über die verschiedensten Sicherungssysteme, die uns über Belastungen und Krisen hinweghelfen. Auch unser Stoffwechsel ist auf allerhand vorbereitet, vor allem wenn wir etwas zu uns nehmen oder verdauen. Eine Körperzelle ist bis zu eine Million Mal pro Stunde mit möglichen Krankheitsauslösern konfrontiert, was sie meist souverän meistert. Hinzu kommen der allgegenwärtige Stress und der mangelnde Ausgleich durch Berührung, Ruhe, Bewegung, Bindung und Natur, also all das, was uns seelische Kraft und ein Gefühl von Zufriedenheit und Belohnung schenkt. Diese Emotionen empfinden wir dank unserer körpereigenen Endorphine. Diese werden auch ausgeschüttet, wenn die genannten natürlichen Ausgleichsmöglichkeiten nicht zur Verfügung stehen. Das geht ganz einfach mit einem Stück Schokolade oder Kuchen zwischendurch, einem Zigarettchen oder einem Schlücklein Prosecco. Solange die Lust auf ein bisschen Wohlgefühl gelegentlich auf diese Weise gestillt wird, haben wir kein Problem. Erst wenn das Bedürfnis zu einer nicht mehr zu stillenden Sucht wird, wird die Lust zur Last.

Maßhalten bei den Genussgiften

Die Mundhöhle steht in unserer modernen Gesellschaft im Fokus der Sucht. Durch sie können wir unserem ausgehungerten Gehirn am einfachsten und schnellsten etwas Befriedigung liefern. Alkohol, Nikotin und Zucker sowie viele weitere Substanzen werden via Mundhöhle konsumiert, sind bekannte gesundheitliche Risiken und machen süchtig.
Tabak wurde von Schamanen traditionell zu Heilzwecken eingesetzt; die riskante Perversion ist erst der tägliche Tabakkonsum des Suchtrauchers. Der gelegentliche Genuss stellt sicherlich eine Herausforderung für unseren Körper dar, einem gesunden Körper schadet so etwas aber nicht.
Alkohol ist ein natürlicher Stoff, den Keime und auch wir selbst beim Abbau von Nahrungsmitteln produzieren. Unser Körper ist bestens auf diesen Stoff vorbereitet, allerdings nur in Maßen und nicht zu oft, schon gar nicht regelmäßig. Ein Gläschen Alkohol zwei- bis dreimal pro Woche ist für einen gesunden Körper zwar eine Belastung, schadet aber nicht.

Das Gleiche gilt für Zucker. Unser Körper ist auf diesen seltenen Stoff eingerichtet, und da er früher so selten war, verarbeitet er ihn gleich so schnell. Große Mengen davon, und das auch noch oft – darauf sind wir eben nicht vorbereitet. Mit wenig Zucker, ebenfalls ein paar Mal die Woche, kann ein gesunder Körper bestens umgehen.

Unser Körper will gefordert werden und kann Zucker, Nikotin und Alkohol verarbeiten. Vielleicht sind solche Herausforderungen bisweilen sogar gesund für den Organismus, gerade wenn wir uns intensiv dabei vergegenwärtigen: Hier geht es nur um Lust und um nichts anderes! Der tägliche Konsum dieser Stoffe aber führt zur Abhängigkeit davon. Irgendwann „braucht" man etwas Süßes, glaubt man dann. Das ist ein Zeichen dafür, dass es zu viel des Guten ist und man es für eine Zeit meiden sollte, bis man es eben nicht mehr braucht und es einfach wieder nur pure Lust und Genuss ist. Wir Menschen sind nun mal Lustwesen.

Hauptmerkmale einer gesunden Ernährungsweise

Fassen wir die wichtigsten Grundregeln zusammen, ergeben sich die folgenden zehn Gebote:

1. Verzicht auf Giftstoffe wie Zucker, Alkohol, Geschmacksverstärker, Konservierungs- und Zusatzstoffe, die den Körper belasten
2. Moderate Mengen; im Magen sollte immer noch etwas Platz bleiben (so hielten es die langlebigsten Menschen der Welt, die bis vor wenigen Jahren noch auf Okinawa zu finden waren)
3. Trennung von Essen und Trinken (und Gesellschaft); am besten alleine essen
4. Viel rohes oder möglichst kurz gegartes, vielfarbiges Gemüse

5. Möglichst viele Vitalstoffe, besonders in Form von Blattgrün (Chlorophyll, siehe Seite 208)
6. Verdauungsförderung durch fermentierte Lebensmittel, Stäube, förderliche Keime (siehe hierzu Seite 43) und eingeweichtes Saatgut
7. Verdauungsförderung durch Bitterstoffe, die die Entgiftungsfunktion der Leber stärken
8. Basenreiche Kost zur Entsäuerung
9. Möglichst ein Fastentag pro Woche
10. Jeden Tag zwölf Stunden ohne Nahrungsaufnahme (siehe auch Seite 199)

Special: *Intervallfasten*

Essenspausen oder Fastenzeiten sind für einen gesunden Körper mit gut funktionierendem Stoffwechsel das A und O, denn schließlich ist der Mensch seit Urzeiten genau darauf programmiert. Fasten ist der Verzicht auf alle Speisen und Getränke (außer Wasser) über einen bestimmten Zeitraum hinweg – üblicherweise für einen oder wenige Tage. Fasten als Gestaltungselement des Lebens ist in zahlreichen Religionen historisch belegt und kommt in vielen Formen sowie in bestimmten Ritualen vor.

Unsere Lebensweise und die Diäten, die wir uns mitunter auferlegen, haben den natürlichen Umgang mit der Verdauung verdrängt. Dagegen setzen wir eine spezielle Form des Fastens: das intermittierende (engl. *intermittent fasting;* von lat. *intermittere:* unterbrechen, aussetzen) oder Intervallfasten, das keineswegs eine Erfindung unserer Zeit ist. Dabei wechselt man zwischen der normalen Nahrungsaufnahme und Fasten in einem bestimmten Rhythmus. Im Tierversuch führt es zu einer längeren Lebenserwartung und zu einer geringeren

Häufigkeit altersbedingter Erkrankungen. Der erreichte Effekt ähnelt dem einer Kalorienbeschränkung.

Ideal sind Pausen von etwa fünf Stunden zwischen den Mahlzeiten. Oder man isst einen Tag und einen Tag lang nicht. In den Pausenzeiten schalten die Muskelzellen um, sodass sie zur Energieversorgung auf Körperfett zurückgreifen und nicht auf die Zuckerspeicher in der Leber. Das regt Selbstreinigungsprozesse in den Zellen an, was sich in Form eines längeren Lebens auszahlt. Das bestätigen zahlreiche Wissenschaftler.

Fasten ist wohltuend und heilsam

Wichtig sind die Esspausen, da bei ständigem Snacken die Fettzellen immer weiter gemästet werden. Das hängt unter anderem mit bestimmten Stoffwechselwegen und Hormonausschüttungen zusammen, die von der biologischen Uhr im Gehirn gesteuert werden. Der Mensch ist genetisch so ausgestattet, dass er immer wieder fasten muss, um gesund zu sein. Tierversuche zeigen, dass der Stoffwechsel von einer längeren Fastenphase profitiert. So erholen sich Magen und Leber, und einer Gewichtszunahme sowie Stoffwechselproblemen wird wirksam vorgebeugt. Die einfachste Art des Intervallfastens ist übrigens die, nach einem zuckerfreien, aber gut sättigenden Abendessen nicht zu spät ins Bett zu gehen und nachts im Schlaf zu fasten.

Fasten löst zahlreiche heilsame Prozesse aus: Nachweislich positiv ist die Wirkung von Intervallfasten bei Bluthochdruck, Krebs, Herz- und Kreislaufbeschwerden, Diabetes und – Karies. Vor allem funktioniert dies über die Normalisierung des Insulinstoffwechsels, abnehmenden Zellstress, Stabilisierung der Mitochondrien, Abbau von Entzündungsstoffen und einen verstärkten Regenerationsstoffwechsel. Das Mundhöhlenmilieu normalisiert sich, und das Immunsystem atmet auf!

Notwendige Nährstoffe

Viel war nun die Rede von Maßhalten und Verzicht. Die andere Seite: Viele Stoffe braucht der Organismus abgesehen von der schlichten Energie, also den Kalorien, um gesund zu sein.

Blattgrün (Chlorophyll)

- Dieses absolute Grundnahrungsmittel wirkt blutbildend sowie säure-basen-ausgleichend und enthält neben vielen Vitaminen wichtige Mineralien wie Magnesium, Chrom, Kalzium, Selen, Kupfer, Jod, Schwefel, Phosphor, Kalium, Mangan, Zink, Natrium, Kobalt und 75 weitere Spurenelemente.
- Gute Quellen für Chlorophyll sind der Saft von Weizen- oder Dinkelgras, tiefgrünes Blattgemüse (etwa Mangold, Spinat, Feldsalat ...), Kräuter (Löwenzahn, Kleeblätter, Portulak, Petersilie ...), Sprossen (aus Sonnenblumenkernen, Buchweizen, Rettich, Kresse, Braunhirse ...) und Algen.

Eiweiß (Protein)

- Eiweiß, insbesondere tierisches Eiweiß, wird im Magen-Darm-Trakt durch Enzyme und Säuren abgebaut. Enzyme müssen auch mit der Nahrung aufgenommen werden. Sie sind hitzeempfindlich und sterben ab 45° C ab. Das Garen der Nahrung zerstört also die meisten darin enthaltenen Enzyme. Die Speise wird dann nicht mehr durch Enzyme aufgespalten, sondern durch Fäulnisgärung. Dabei entstehen Toxine.
- Fleisch wird durch Garen leichter verdaulich. Wenn Sie es jedoch roh oder blutig gegart verzehren wollen, bitte nur bei einem Metzger des Vertrauens kaufen, und zwar in ausgezeichneter Qualität. Viele essen zu oft und zu viel tierisches Eiweiß, was zur besagten Fäulnisverdauung führen kann.
- Bestimmte Pflanzen, zum Beispiel Hülsenfrüchte oder Leguminosen (etwa Lupine, Bohnen, Erbsen ...), enthalten ebenfalls viel Protein. Die Verdauung von pflanzlichem Eiweiß

erfordert ein geeignetes Bakterienumfeld im Darm; sonst kann es ebenfalls zu Fäulnisverdauung und Blähungen kommen.

Vitamine

- Mangelnde Zufuhr oder Fehlen von Vitaminen kann vielfältige Krankheiten hervorrufen. Das Erhitzen von Speisen verringert den Gehalt an den verschiedenen Vitaminen beträchtlich: bei Vitamin A um 10 bis 30 Prozent, bei Vitamin C um 70 bis 80 Prozent, bei Lezithin um bis zu 100 Prozent.
- Daher gilt: Je frischer die Lebensmittel, umso besser. Am besten sollte man sie roh verzehren oder nur schonend garen und erhitzen und besser fermentieren als unfermentiert lagern.
- Eine gute Darmflora gleicht einen möglichen Mangel an Vitaminen in der Nahrung aus.

Fette und Öle

- Fette und Öle sind nicht wasserlöslich, also im Körper schwer absorbierbar. Das Verdauungssystem muss sie dazu mit Gallensalzen und Lezithin emulgieren. Lezithine und Fette sind sehr hitzeempfindlich und erfahren durch den Einfluss von Hitze Veränderungen: Einige Fettsäuren können zu giftigen Transfetten (siehe Seite 106) umgewandelt werden.
- Bei Pflanzenölen ist auf ein günstiges Verhältnis zwischen Omega-3- und Omega-6-Fettsäuren zu achten: Es sollten 3 Teile Omega 3 auf 1 Teil Omega 6 verzehrt werden. Ein Überschuss an Omega 3 (zum Beispiel aus Raps-, Walnuss-, Hanf-, Krill- oder Leinöl) ist besser als einer an Omega 6.
- Viele Lebensmittel gibt es in Sonnenblumenöl eingelegt zu kaufen. Das preiswerte Öl ist wie industriell veränderte Fette (etwa Margarine) reich an Omega-6-Fettsäuren, weshalb die Wahrscheinlichkeit für einen zu hohen Omega-6-Spiegel relativ groß ist. Ein Omega-3-Mangel lässt sich im Blutbild feststellen und durch hochwertige Öle ausgleichen.

Basenreiche Ernährung

Säuren und Basen müssen im Körper immer im richtigen Mengenverhältnis zueinander vorhanden sein, damit wir gesund sind und
uns wohlfühlen. Alle Körpersäfte im Blut, im Bindegewebe, in
der Lymphe, im Dünndarm und in allen anderen Organen und
Körperteilen weisen bei gesunden Menschen ein bestimmtes
Verhältnis zwischen Säuren (20 Prozent) und Basen (80 Prozent)
auf. Der Säuregrad einer Substanz wird mit dem pH-Wert (von lat.
potentia hydrogenii) ausgedrückt. Die Skala reicht von 0 (sauer) bis
14 (basisch). Alle Werte unter pH 7 stehen für saure Reaktionen,
alle über pH 7 für basische. Die Magensäure etwa weist einen sehr
sauren Wert von 1 bis 1,5 im nüchternen Zustand auf und nimmt
daher eine Sonderstellung ein. Gesundes Blut hat einen Wert von
etwa 7,4, ist also leicht basisch.

Ohne ein stabiles Säure-Basen-Gleichgewicht funktionieren unser
Stoffwechsel und die damit zusammenhängenden fein austarier-
ten biochemischen Prozesse nicht so, wie sie eigentlich sollten.
Dieses labile Gleichgewicht kann der Körper nur aufrechterhalten,
wenn wir ihm Säuren und Basen in einem möglichst ausgeglichenen Mengenverhältnis zufüh-
ren. Das funktioniert nur durch
die richtige Auswahl der Speisen und Getränke. Aber in einem
gewissen Ausmaß haben auch unsere Lebensgewohnheiten oder
-umstände einen Einfluss auf diese Balance.

Unsere moderne Nahrung ist meist nicht basenbildend wie in der Vergangenheit, sondern in erster Linie säurebildend.

Beispiele für Säurebildner und -verursacher (zu meiden)
- Softdrinks, Cola
- Alkoholhaltige Produkte
- Tierisches Eiweiß in erwärmter Form (Fisch und Meeres-
früchte, Fleisch, Wurst und Schinken, Innereien, Milch
und Milchprodukte)

- Sojaprodukte
- Getreide, uneingeweicht
- Teig- und Backwaren
- Kaffee, schwarzer Tee
- Süßigkeiten (auch Süßstoffe und Zuckerersatzstoffe)
- Fertigprodukte (Konservierungsstoffe, Farbstoffe, Geschmacksverstärker, Glutamat)
- Kohlensäurehaltiges Mineralwasser
- Übertriebener Sport
- Stress, Ärger, Sorgen
- Schlechter Schlaf

Beispiele für Basenbildner (zu empfehlen)

- Schwarzer Rettich
- Oliven
- Erdmandel oder Chufa
- Keimlinge, gekeimte Saat
- Frische Kräuter
- Sesam, Sesamsalz
- Viele Gemüsesorten
- Blattsalate
- Viele Sorten Gewürze
- Kreuzblütler (wie Brokkoli, Blumenkohl etc.)

Beispiele für hochwertige Säurebildner, die zahlreiche nützliche Stoffe liefern (in Maßen zu empfehlen)

- Hülsenfrüchte (Leguminosen)
- Nüsse (eingeweicht)
- Ölsaaten
- Pseudogetreide (Amaranth, Buchweizen, Quinoa)
- Fermente (Miso, Kefir, Kombucha, Sauermilchprodukte etc.)
- Rohmilchbutter
- Öle

Hilfe durch Stäube, Asche und Kohle

Schon in der Urzeit konnte der Mensch seinen Stoffwechsel und Säure-Basen-Haushalt durch die Verwendung von basenbildenden Salzen entlasten. Dem ging vermutlich die Verwendung von Erden und Mineralien voraus. Erde findet sich als Staub auf allen ungewaschenen Blättern, Rinden und Wurzeln, zusammen mit den zugehörigen Mikroorganismen (Biotae). Diese unterstützen die Verdauung, indem sie die lebenswichtige Bakterienbesiedelung im Darm (das Mikrobiom) bereichern.

Der prähistorische Mensch führte sich statt Salz wahrscheinlich auch unterschiedliche Aschen und Kohlen zu. Diese wurden später durch Meer- und Steinsalz ersetzt. Derzeit erlebt in naturheilkundlich bewanderten Kreisen die Kohle mit ihren Entgiftungsqualitäten einen unerwarteten neuen Aufschwung in der Ernährung. Sie war wohl das erste Nahrungsergänzungsmittel schon vor rund 30 000 Jahren. Basenbildende Mineralien sind unter anderem Natrium, Kalium, Kalzium, Magnesium und Eisen. Ihr vermehrter Einsatz durch Aschen und Salze in der Ernährung führte zu einem Bevölkerungsanstieg.

Tierisches Eiweiß

Ein wesentlicher Bestandteil unserer Ernährung ist – auch bei Verzicht auf Fleisch – tierisches Eiweiß. Fast jeder konsumiert es laufend; auch die vielen Ovolaktovegetarier. Dabei sollten einige Aspekte beachtet werden.

Milch

- Milch ist von Natur aus lediglich für die jeweilige Spezies als Nahrung im Säuglingsalter gedacht. Die Milch aller Säugetiere gelangt beim Säugen ohne Zwischenlagerung, Umwege und Pasteurisierung in den Körper der Jungen beziehungsweise Kinder. Die heutige industrielle Verarbeitung widerspricht gänzlich den Gesetzen der Natur. Außerdem kann der Konsum von Milch zu verschiedenen gesundheitlichen Problemen führen, etwa bei einer Unverträglichkeit wie Laktoseintoleranz. Milch liefert große Mengen Kaseineiweiß, das der Körper nicht aufspalten kann. Dies führt zu einem Kalziumverlust und belastet den Darm.

- Empfehlenswert ist in Maßen die Milch von Ziegen oder Schafen, die im Gegensatz zu Rindern praktisch immer artgerecht gehalten werden. Probleme bereitet die Kuhmilch, da die Milch verschiedener Kühe mit all ihren individuellen Immunglobulinen und sonstigen Inhaltsstoffen zusammengekippt wird. Dadurch entsteht ein Mix aus Hormonen und Immunglobulinen, der das menschliche Immunsystem belasten kann. Zudem ist der Östrogengehalt der Milch laut einschlägigen Studien im Vergleich zu früher auf nahezu das 10 000-Fache angestiegen. Auch die Haltbarmachung der Milch durch Pasteurisierung und Homogenisierung soll den menschlichen Stoffwechsel belasten. Wenn möglich, sollte man also industriell verarbeitete Milch meiden.

Milchprodukte

- Milchprodukte sind Fermente und haben gegenüber Milch den Vorteil, dass die Verarbeitung mithilfe von Mikrobiotika bei vielen Stoffen in der Milch Umbauprozesse bewirkt, die die Produkte bekömmlicher machen.
- Kuhmilchprodukte wie Butter oder Joghurt sollten aus Rohmilch stammen und auch nicht nachbehandelt sein. Sie haben zwei Möglichkeiten: Entweder machen Sie selber Joghurt und Butter, was zeitaufwendig ist, aber richtig Spaß machen kann, oder Sie kaufen Produkte von einem Hersteller Ihres Vertrauens. Halten Sie Ausschau nach Nischenprodukten, die meist mit viel Liebe und Engagement von Betrieben mit kleinem Tierbestand produziert werden.

Eier

- Eier werden immer weniger bekömmlich – besonders Hühnereier, die nicht von glücklichen Weidehühnern stammen. Bei artgerechter Haltung leben die Tiere wenigstens zeitweise im Freiland und scharren nach Würmern, Samen und anderem, was dort an Fressen zu finden ist. Für die Bekömmlichkeit ist das Chlorophyll aus den gefressenen Gräsern entscheidend.

Getreide: besser glutenfrei

Insbesondere Weizen ist reich an Stärke, die nach dem Verzehr Blutzucker und Insulin schnell in die Höhe schießen lässt. Zudem enthält das Getreide viel Gluten, ein Klebereiweiß, das auf Dauer den Dünndarm schädigen kann. Glücklicherweise erholt sich dieser bei glutenfreier Kost fast immer.

Gesunde Alternativen zu Weizen, einem echten Getreide oder Süßgras, sind glutenfreie Körner wie Buchweizen, Amaranth, Canihua, Hirse, Naturgerste, Quinoa oder Waldstaude. Sie stammen von Pflanzen, die nicht zur Familie der Süßgräser zählen und daher Pseudogetreide genannt werden. Urgetreide wie Einkorn, Emmer und auch Dinkel enthält zwar relativ wenig Gluten oder besser verträgliche Eiweiße, ist aber bei Zöliakie nicht geeignet.

Special: *gesunde Zuckerarten*

Zucker hat weit mehr Funktionen im Körper, als nur Energie bereitzustellen. Er dient auch der Signalerkennung und der Kommunikation zwischen den Zellen. Der gänzliche Verzicht wäre daher ebenso riskant wie ein Zuviel davon. Die Lösung liegt in der Wahl der richtigen Zuckerarten. Galaktose und Mannose etwa muss der Körper nicht erst in Glukose umbauen, sondern kann sie direkt aufnehmen und verarbeiten.

D+ Galaktose

Galaktose ist ein Monosaccharid und Grundbaustein eines jedes tierischen und pflanzlichen Organismus. In der Nahrung kommt sie vor allem in Milch und Milchprodukten vor. Auch in Kichererbsen, Beeren und Linsen steckt sie reichlich. In freier Form kommt dieser Zucker in der Natur aber nicht vor. Das in Apotheken erhältliche Galaktosepulver ist ein Destillat aus Molke und Milchzucker (Laktose). Im Gegensatz zu diesem ruft Galaktose keine Beschwerden hervor. Allenfalls hoch dosiert kann sie selten abführend wirken.

Ein entscheidender Vorteil von Galaktose gegenüber Glukose ist die insulinunabhängige Aufnahme in die Zelle. So kann sie Mangelzustände beseitigen und einen gestörten Glukosestoffwechsel im Gehirn, in den Muskeln und in der Leber normalisieren. Sie sorgt so für die Aufrechterhaltung der Leistungsfähigkeit der betroffenen Zellen und trägt zu einer Steigerung der Lebensqualität bei. Galaktose kann bei bestehenden durch Zucker induzierten Beschwerden und dem Gefühl, zuckerabhängig zu sein, eine Ernährungsumstellung erleichtern, weil man nicht auf Süßes verzichten muss. Soweit nicht anders verordnet, kann Galaktose über einen langen Zeitraum eingenommen werden; es wird sogar mindestens eine Acht-Wochen-Kur empfohlen. Nehmen Sie dazu zweimal täglich, am besten zwischen den Mahlzeiten, einen Teelöffel Galaktose ein, gelöst in etwas warmer Flüssigkeit oder als Pulver.

Xylose

In der Natur ist Xylose (von griech. *Xylon:* Holz) in einigen Beerenfrüchten zu finden, vor allem aber in der Rinde und anderen Strukturen bestimmter Bäume und anderer Pflanzen, woher sie ihren Namen hat. Xylose ist ein Einfachzucker mit fünf Kohlenstoffatomen.

Xylosepulver hat ca. 90 Prozent der Süßkraft von Haushaltszucker. Verwechseln Sie Xylose keinesfalls mit dem Zuckeraustauschstoff Xylit beziehungsweise Xylitol, der in der Lebensmittelindustrie als Zuckeraustauschstoff (E 967) eingesetzt wird! Dieser Zuckeralkohol wird zwar aus Xylose gewonnen, seine Verdauung kann dem Körper jedoch Schwierigkeiten bereiten. Blähungen, Durchfall und andere Verdauungsprobleme können die Folge sein. Von Xylit beziehungsweise Xylitol ist daher eher abzuraten.

Erythritol

Erythrit oder Erythritol zählt zu den Zuckeralkoholen. Das süße Pulver wird in der Regel mithilfe von bestimmten Pilzen gewonnen, die Traubenzucker (Glukose) oder Haushaltszucker (Saccharose) durch Fermentation dazu umwandeln.
Erythritol kann vielen Lebensmitteln eingesetzt werden – von Süßwaren bis zu Milcherzeugnissen. Es hat 60 bis 80 Prozent der Süßkraft von Haushaltszucker und gilt grundsätzlich als unbedenklich. Nur beim Verzehr großer Mengen kann es zu Durchfall, Bauchschmerzen und Blähungen kommen. Da es als E 968 in vielen süßen Lebensmitteln eingesetzt wird, besteht diese Gefahr besonders für Kinder.

Trehalose

Das Disaccharid (Zweifachzucker) Trehalose besteht aus zwei verbundenen Glukosemolekülen und kommt natürlicherweise in verschiedenen Pflanzenprodukten wie Sonnenblumenkernen und Pilzen wie Shiitake vor. (Insekten benutzen diesen Zucker als Reservestoff für ihre Energiespeicher.)
Trehalosepulver hat eine milde Süßkraft, wirkt zahnschonend und schützt körpereigene Eiweißstrukturen. Auch steigt der Insulinspiegel nach dem Verzehr nur geringfügig an. Es hat ungefähr die halbe Süßkraft von Haushaltszucker.

Ribose

Ribose ist ein Zuckerbaustein in der Ribonukleinsäure (Baustoff des Erbguts). Man findet sie in den Nukleotiden, also in Molekülen, die als kleinste Bestandteile in der Nukleinsäure stecken. Ribose stellt das Grundgerüst unserer Gene (DNS und RNS) dar und dient als Grundsubstanz des Energieträgers Adenosintriphosphat (ATP). Sie verbessert Herzleistung, Gehirnstoffwechsel, Leistungsstoffwechsel der Muskeln, mitochondriale Funktionen und den Regenerationsstoffwechsel. Der Einfachzucker Ribose führt nicht zu einem Anstieg des Blutzuckerspiegels und wirkt stark antioxidativ.

Ribose hat etwa ein Viertel der Süßkraft von Haushaltszucker und schmeckt leicht bitter. Dieser Zucker ist in der Lage, den Energiehaushalt schnell zu stärken, und hat sich besonders bei größeren Anstrengungen sowohl mentaler als auch körperlicher Art bewährt. Bei starker Belastung eignet sich Ribose in etwa als gesunder Ersatz für einen Espresso.

Tagatose

Dieser Zucker reguliert den Blutzuckerspiegel, fängt Blutzucker- und Insulinspitzen nach dem Essen ab, erhöht die Empfindlichkeit der Insulin-Signalkaskade, regt die natürliche Zahnmineralisierung an, stärkt die Fettverbrennung, verbessert den Fettstoffwechsel, indem er das schützende HDL-Cholesterin erhöht, fördert das Abnehmen, führt zur Verbesserung des Blutparameters HbA1c (Langzeitblutzucker), reguliert Hyperinsulinämie und Hypoglykämie und wirkt über die Insulinregulation gegen Entzündungen.

Tagatose kommt in der Natur lediglich in einigen Milchprodukten und auch dort nur in geringer Menge vor. Kommerziell wird sie aus Laktose gewonnen. Tagatosepulver süßt etwa so stark wie Haushaltszucker und steckt in etlichen zuckerreduzierten Produkten wie Erfrischungsgetränken.

D-Mannose

Ebenfalls als Pulver erhältlich ist D-Mannose, ein mit Glukose und Galaktose verwandter Einfachzucker. Sie hat zwar etwa ein Drittel der Süßkraft von Haushaltszucker, ist aber kein Süßmittel, sondern wird wie eine Arznei eingenommen. Sie eignet sich zur Stärkung des Organismus bei Beschwerden im Magen-Darm-Trakt und vor allem im Nieren-Blase-System. So bietet der Zucker etwa bei einer Blasenentzündung eine schonende Möglichkeit, die bakteriellen Krankheitserreger auf natürliche Art zu bekämpfen. D-Mannose setzt sich zwischen die Bakterien und die Blasenwand und sorgt so dafür, dass die Bakterien mit dem Urin ausgespült werden können.

Isomaltulose

In kleinen Mengen steckt Isomaltulose in Honig und in Zuckerrohr. Weil sie kein Einfach-, sondern ein Zweifachzucker ist, muss der Darm sie aufspalten. Der Blutzuckerspiegel steigt nach dem Verzehr zwar langsamer an als bei Haushaltszucker, wegen des relativ hohen Fruktosegehalts von 50 Prozent belastet Isomaltulose jedoch Darm und Leber. Öfter als einmal in der Woche sollte sie daher nicht zum Einsatz kommen. Isomaltulosepulver hat circa 70 Prozent der Süßkraft von Haushaltszucker. Im Allgemeinen ist eher davon abzuraten.

Stevia und andere Süßstoffe

Das Süßkraut aus Paraguay galt lange Zeit als die Hoffnung für Diabetiker und Übergewichtige. Es besitzt keinerlei Energiewert und verursacht weder Plaques noch Karies. Zudem süßt Stevia 300-mal stärker als Haushaltszucker und entspricht damit künstlichen Süßstoffen. Aber Stevia hat keinen Gesundheitsvorteil und sollte wie diese wegen der schädlichen Konditionierung auf süße Lebensmittel eher gemieden werden.

Kommunikation

Wir haben über die unreife Zentrierung auf die Mundhöhle durch das Essen wie auch durch die Zufuhr von Sucht- und Genussmitteln als ungesunde Begleiterscheinung unserer Zivilisation gesprochen. Ein Weg aus diesem Gesundheitsdilemma führt sicher über den maßvollen und bewussten Umgang mit Lebensmitteln. Aus Nahrungsmitteln sollten wieder echte „Lebens-Mittel" werden. Der Mund könnte wieder zum Mittelpunkt der Esskultur werden – oder sogar Mittelpunkt des Lebens? Ein reizvoller Gedanke, aber vielleicht zu weit gegriffen.

Ebenfalls unserem Zeitgeist entspricht der Stellenwert von Sprache in unserer Gesellschaft. Der Mund moduliert unsere Sprache. Er formt die Worte aus, deren Inhalt unser Geist vorgibt – oder jedenfalls vorgeben sollte. Gedanke und Sprache machen es möglich, eine virtuelle Welt zu beschreiben, Vorhaben für die Zukunft zu planen, durch verbales Handeln das Leben, die Gesellschaft und die Kultur in allen ihren Facetten zu gestalten. Leider hat unsere mundzentrierte Gesellschaft mit der Sprache das gleiche Problem wie mit den oralen Genüssen: Es wird zu viel gesprochen.

Wörter sind Elemente der Kommunikation. Aber Kommunikation ist weit mehr als das, was an Text aus dem Mund herauspurzelt. Wenn wir uns unterhalten, werden nur 10 bis 20 Prozent der Informationen durch das gesprochene Wort vermittelt, der große Rest von über 80 Prozent wird nonverbal, also durch Gesten, Mimik, Körpersprache etc. vermittelt. Jeder weiß, wie häufig es im Vergleich zum direkten Gespräch bei Telefonaten oder im Schriftverkehr zu Missverständnissen kommt. Wenn man sich trifft, einander ansieht und miteinander spricht, hat unsere Kommunikation eine ganz andere Bandbreite.

Sieht man andere Völker an, findet man dort bisweilen deutlich andere Kommunikationsformen. In manchen Ethnien ist etwa der direkte Körperkontakt mit dem Gegenüber während des

Austauschs wichtig; man will den anderen mehr spüren und hält weniger Distanz. Es ist auch überliefert, dass sich Angehörige von Naturvölkern über weite Strecken miteinander verständigen, ohne einander zu sehen – eine Art Telepathie. Sie nutzen beispielsweise die Nächte und den Schlaf, um in andere Welten und Bewusstseinsebenen zu reisen, um sich parallel zu unserer Welt in als real erlebten Parallelwelten aufzuhalten.

Schaffen wir über die Vielzahl an gesprochenen Worten unter Umständen so viele irreale, virtuelle Welten, dass wir es nicht mehr schaffen, aus unserer Welt bisweilen in eine parallele reale Welt, die uns virtuell erscheint, zu gelangen?

Sprachwissenschaftler zerbrechen sich darüber den Kopf, wie die Sprache entstanden ist. Vermutlich aus einer Kombination von Gesang und Knacklauten; aber genau weiß man das nicht. Fakt ist, dass unsere Plapperei den Gesang verdrängt hat. Wir singen nicht mehr, sondern schwafeln. Die Hals-Nasenohren-Ärzte beschreiben zwar, dass die Stimmlippen der Bevölkerung über die Jahre kleiner geworden sind, aber das kann nicht die einzige Rückwirkung unserer Sang- und Klanglosigkeit sein. Gesang ist weit mehr als nur Mitteilung oder Kommunikation. Neurobiologen sehen ihn sogar als eine Art Grundeinstellung oder Lebensweise an.

Grenzregion zwischen innen und außen

Die Mundhöhle als Ort des Gesangs und der Kommunikation wertzuschätzen wäre ein Schritt hin zur Heilung – zur Heilung der eigenen Person und zur Heilung des Menschen, mit dem man in Kommunikation tritt. Der Mund sollte nicht die Produktionsstätte leerer Phrasen sein, sondern ein Werkzeug, mit dem wir soziale Bindungen pflegen: weg vom Marathongeplapper, hin zum Fühlen durch das gesprochene Wort. Auch das ist Heilung.

Zumindest wird der Mund ein Ort der Heilung, wenn man ihn als Grenzregion zwischen innen und außen sieht, zwischen uns selbst und allem anderen. So gibt es Grenzen bei dem, was man in sich hereinlässt. Eine besteht darin, was schaden könnte: Muss es denn wirklich sein, dass ich noch eine Zigarette rauche, die mir schaden könnte, oder mir noch ein Stück Torte zwischen die Zähne schiebe? Muss man seinen Körper hemmungslos misshandeln?

Wie das Essen durch den Mund in den Körper hineinkommt, so müssen auch unsere Worte dieses Grenzgebiet durchqueren. Wir können mit der Sprache das Gedachte und/oder Empfundene virtuell wahr werden lassen und zu Gehör bringen. Was ausgesprochen aus unserem Mund kommt, hören wir dann selbst wieder. Diese Rückkopplung ist bisweilen gar nicht schön für uns selbst. Für andere Anwesende dürfte sie noch weniger angenehm sein, wenn es denn kein wirklicher Gedanke war, sondern etwas Unfertiges oder gar nur ein formloser Ansatz oder Impuls dazu. Der Mund sollte einen Filter darstellen, einen Grenzposten oder Schlagbaum, den die Worte passieren müssen. Dort sollte rechtzeitig abgewogen werden, ob das, was man gerade gedacht oder gefühlt hat, es denn wert ist, ausgesprochen zu werden. Oft genug ist es etwa so sinnreich wie die zehnte Zigarette am Tag. Es kann kaum schaden, die Worte vor dem Aussprechen zurück auf eine Schleife durchs Gehirn zu schicken. Meistens kommt dabei etwas Besseres heraus, denn auch das Wie spielt eine tragende Rolle: Der Ton macht die Musik. Neu ist das Problem allerdings nicht. Wie sagt in Homers Odyssee Zeus immer so bildhaft zu seiner Tochter Athene: „Mein Kind, welch Wort entfloh dem Gehege deiner Zähne?"

Kulturelle Aufgaben und Funktionen

Wir Menschen sind Lustwesen, aber auch Kulturwesen. Wenn wir das kultivieren, was es wert ist, gesagt zu werden, und uns darauf beschränken, fangen wir irgendwann auch an, mehr das zu denken, was es wert ist und was nicht schadet. All das ist eine Sache des Trainings und der Gewöhnung. Aus kultiviertem Denken wird dann verantwortungsvolles Handeln. Dieses Handeln heilt nicht nur uns selbst, sondern bestimmt unsere Beziehung zu anderen. Unser Umgang miteinander wird sich dadurch ändern.

Man kann den Mund auch in den Dienst der kommunikativen Heilung stellen, für sich und sein Umfeld. Alle seriösen Arten der Psychotherapie bedienen sich der Methode des Gesprächs oder jedenfalls des Mediums Sprache.

Ein entspannter Mund ist eine Voraussetzung für gute Koordination.

Das ist nicht einfach, da man das zu heilen versucht, was das soziale Umfeld meist auf dem gleichen Weg zerstört hat. Man vertraut auf die heilsame Macht des Wortes. Wieder begegnen wir damit der Mundhöhle als einem Ort der Heilung.

Koordinations- und Entspannungsübungen

Der Mund und der restliche Körper sind verwoben, vernetzt, miteinander verschränkt – eine Einheit. Mit Übungen, die man mit dem Mund ausführt, lassen sich Wirkungen auf den ganzen Körper erzielen. Wir kennen das vom herzhaften Gähnen oder erfrischenden Niesen. Bewegungen wie Gähnen oder entspannendes Wackeln des Unterkiefers wirken ähnlich, wie wenn der ganze Körper gähnen würde.

Unsere Entspannungs- und Koordinationsübungen sind für Menschen gedacht, die ständig konzentriert und leistungsfähig sein müssen – zuallererst für Leistungssportler: Sie brauchen Techniken, um in kurzer Zeit bestimmte Bewegungsabläufe abrufen zu können. Dafür legen wir in individueller Vorarbeit einen „Starterpunkt" fest, eine Stelle am Körper des Sportlers, an der „Ent-

spannungsmuster" oder „Aktivierungsmuster" angestoßen werden
können. Wir verwenden gerne den Hals oder Nacken, da man
sich dort am leichtesten selbst behandeln kann. Mit den Übungen
kann sich der Sportler auf die bevorstehende Aufgabe schneller
vorbereiten. Was bei Spitzensportlern klappt, das kann man auch
auf „Leistungsschreiber" am Computer oder jegliche Leistung bei
der Arbeit übertragen: Das ist also etwas für jeden!

Die Mundhöhle ist eine Schaltzentrale des Körpers: Koordinati-
onskompetenzen, die man in der Mundhöhle erlernt und trainiert
hat, helfen dem ganzen Körper. Und je besser die Koordination,
umso geringer ist die Verletzungsanfälligkeit des Sportlers, umso
weniger verspannt sich der Musiker … Alles hängt zusammen!

Wir projizieren unbewusst vieles auf die Mundregion und versetzen
den Mund so in eine ungewollte „Vorspannung". Das bedeutet,
dass einige Muskeln im Körper „schon mal" in Spannung gebracht
werden, um den restlichen Körper notfalls schneller in die Aktivität führen zu können – nach dem bekannten Motto „Zähne
zusammenbeißen". Viele von uns haben deshalb im Gesicht eine
Art Muskelkrampf, der aber nicht wehtut. Aber die Muskeln und
Bänder verkürzen sich nach einer gewissen Zeit.

Es gibt viele Möglichkeiten, das Gesicht zu entspannen. Aber nicht
alle sind zu empfehlen. Studien haben zum Beispiel gezeigt, dass
Kaugummikauen auf unser Gehirn zwar stressabbauend wirkt, auf
Dauer aber eher in Richtung Bodybuilding der Kaumuskulatur
führen kann. Eine entspannte Kaumuskulatur ist nicht nur für
eine geringere Vorspannung und dadurch geringere Voraktivität
wichtig. Die Muskelentspannung verbessert auch das Verhalten
im Schlaf, hilft also gegen das Zähneknirschen.

Unsere Arbeit mit Leistungssportlern hat gezeigt, dass ein
entspannter Mund eine Voraussetzung für gute Koordination
darstellt, denn der Mund spielt auch eine bedeutende Rolle als
Gleichgewichtsorgan des Körpers. Die Bogengänge im Innenohr,
also *das* eigentliche Gleichgewichtsorgan, bilden zusammen mit

den Augen sowie Mund und Halswirbelsäule eine Einheit. Daher kommt es, dass unser Gehirn Übelkeit meldet, wenn die Daten dieser drei Gleichgewichtsregionen nicht übereinstimmen. Wir erleben diese Übelkeit etwa beim Autofahren, wenn wir nicht auf die Straße schauen können, oder auch bei einem Halswirbeltrauma nach einem Unfall.

Mundregion und Umgebung bieten also eine gute Möglichkeit, die Körperkoordination zu verbessern. Auf dem Weg über die Mundhöhle lässt sich außerdem der ganze Körper entspannen. Das ist ideal für zwischendurch, wenn man das Gefühl hat, man brauche mal eine kurze Auszeit. Im Folgenden zeigen wir ein paar Übungen, mit denen man den Mund als Entspannungs- und Trainingsinstrument verwenden kann.

Unterkieferübung

- Stehen oder sitzen Sie aufrecht und atmen Sie gleichmäßig.
- Stellen Sie sich vor, Sie haben eine kleine Kugel im Mund, die langsam größer wird. Versuchen Sie, diese langsam im Unterkiefer kreisen zu lassen. Die Augen sollen sich nicht bewegen. Blicken Sie beim Üben entspannt in eine Richtung oder schließen Sie die Augen.
- Rollen Sie die Kugel zuerst im Uhrzeigersinn, dann dagegen. Weil sie wächst, beschreibt die Bewegung eine Spirale von innen nach außen.
- Wiederholen Sie die Übung, solange es Ihnen angenehm ist.
- Nun versuchen Sie, den Unterkiefer langsam um die Kugel herum nach vorne und hinten zu bewegen, zuerst in die eine Richtung, dann in die entgegengesetzte.
- Der Kopf soll sich nicht bewegen, sondern ganz locker bleiben.
- Wiederholen Sie die Übung, solange es Ihnen angenehm ist.
- Abschließend versuchen Sie die beiden Bewegungen diagonal miteinander zu verbinden.

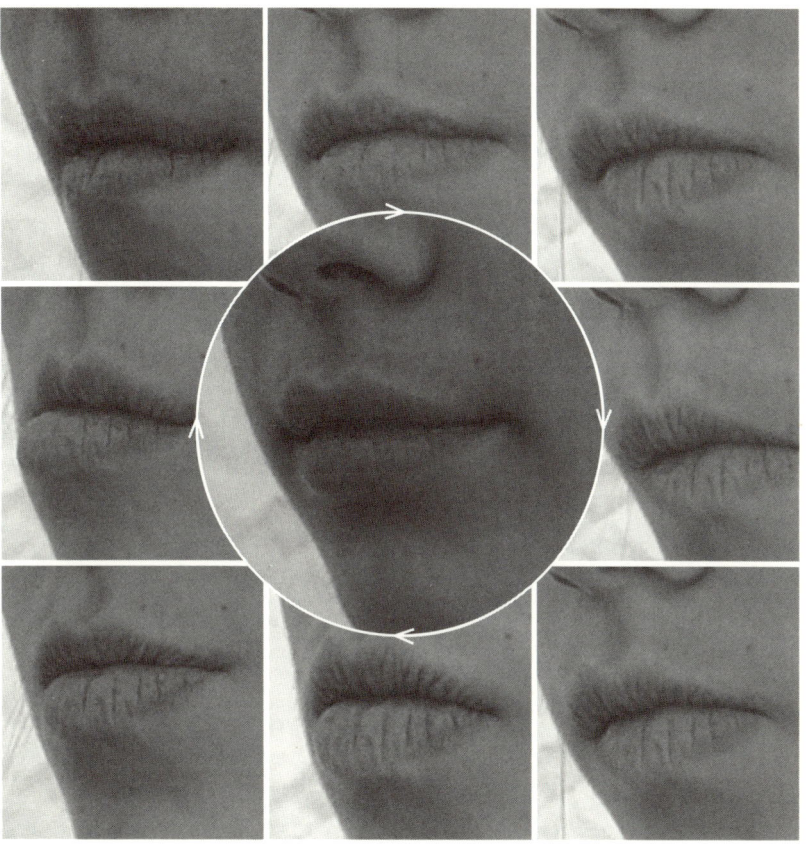

- Sie umkreisen die imaginäre Kugel zuerst über die Diagonale im Raum in die eine Richtung und danach in die entgegengesetzte. Danach umkreisen Sie die Kugel in beide Richtungen über die andere Diagonale.
- Augen und Kopf sollen sich nicht mitbewegen, seien Sie ganz entspannt. Wiederholen Sie die Übung, solange es Ihnen angenehm ist.
- Halten Sie noch eine Minute inne, bevor Sie zu Ihrer Alltagstätigkeit zurückkehren.

Augenübung

Diese einfache Augenübung hilft Ihnen, komplexe Bewegungen zu trainieren und dabei Ihre Koordination zu schulen, was sich auf den ganzen Körper überträgt. Wir können auf diese Weise gewohnheitsmäßig kombinierte Bewegungsmuster entkoppeln und etwa lernen, Kopfdrehung und Blickrichtung unabhängig voneinander zu verändern, was uns mit steigender Geschwindigkeit der Bewegung immer schwerer fällt.

Die einzelnen Muskelgruppen bekommen eine bessere und eigenständigere Kompetenz, was nachweislich dank der Neuroplastizität des Gehirns bestimmte Hirnbereiche zur Regeneration und Neuvernetzung anregt.

- Stehen oder sitzen Sie aufrecht und atmen Sie gleichmäßig.
- Suchen Sie mit den Fingerspitzen die obere Halswirbelsäule hinter dem Ohr auf und ertasten Sie schrittweise die seitlichen Fortsätze des zweiten und dritten Halswirbels, indem Sie weite Bewegungen mit dem Unterkiefer und der Zunge machen.
- Wenn Sie die Wirbelfortsätze ertastet haben, fixieren Sie diese mit den Fingern.
- Bewegen Sie jetzt langsam Ihre Augen, ändern Sie also deren Blickrichtung:
- Zuerst 10-mal diagonal von oben rechts nach unten links und umgekehrt.
- Anschließend 10-mal von oben links nach unten rechts.
- Schließlich 10-mal von rechts nach links und zurück.
- Führen Sie die Bewegungen so aus, dass Sie mit den Fingern keine Bewegung in der Halswirbelsäule spüren können. Diese soll sich nicht mitbewegen.
- Wiederholen Sie die Augenbewegung so lange, bis die Augen ermüden. Werden Sie dabei mit den Bewegungen immer schneller und schneller.

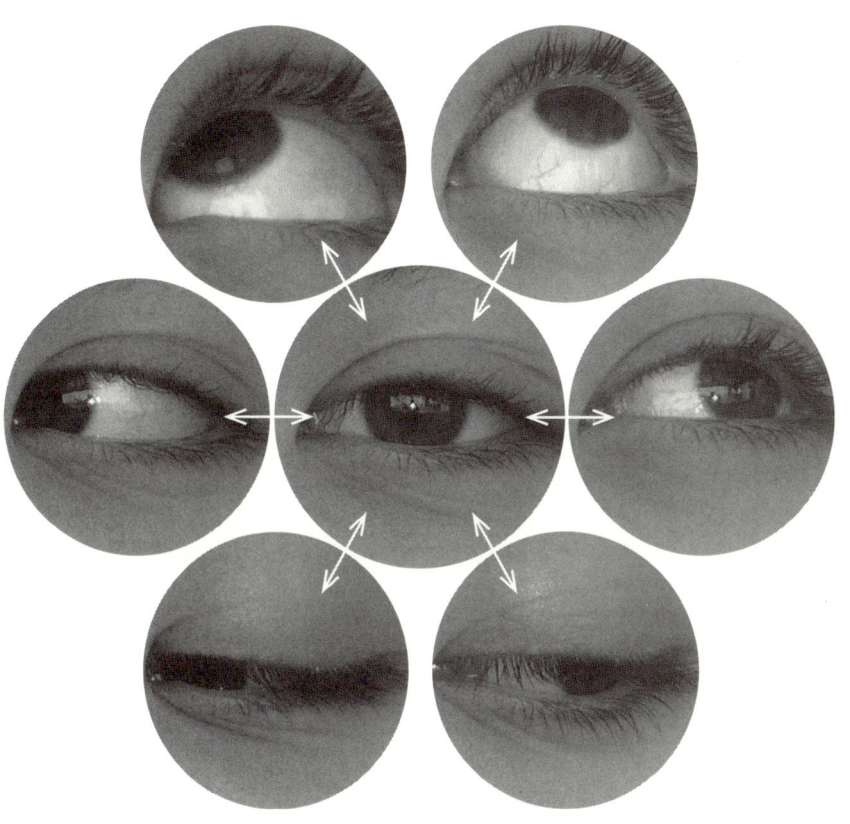

Augen- und Zungenübung

- Stehen oder sitzen Sie aufrecht und atmen Sie gleichmäßig.
- Beginnen Sie mit der Augenübung wie auf Seite 226 beschrieben.
- Nun folgt die Kombination dieser Augenbewegungen mit gegenläufigen Bewegungen der Zunge.
- Strecken Sie die Zunge heraus und bewegen sie sie gleichzeitig mit den Augen, jedoch in entgegengesetzter Richtung – zunächst langsam und dann immer schneller.

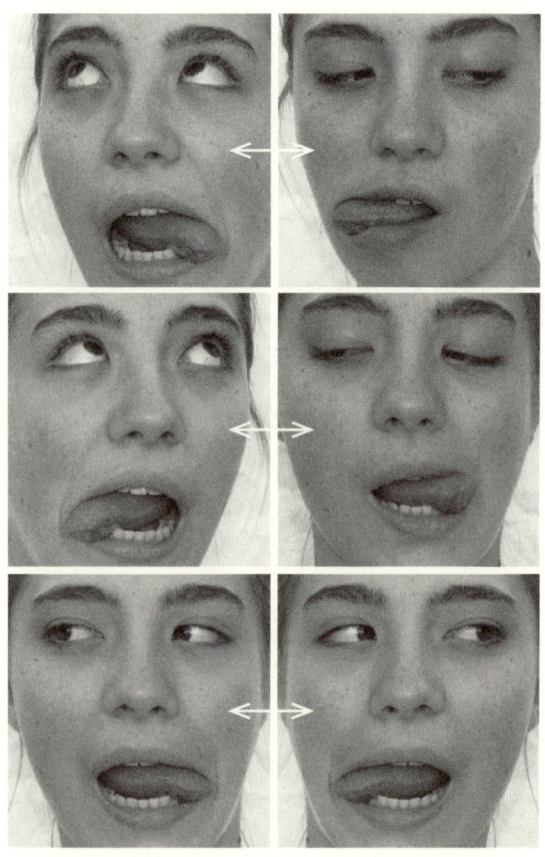

Endorales Stretching

Stretching ist „in aller Munde", nur macht es keiner da, wo es sinn-voll ist: im Mund. Wer greift schon sich selbst mal in den Mund und fühlt, ob er locker ist? Probieren Sie es: Beim Dehnen der Backen mit den Fingern spürt man mehr und weniger dehnbare Bereiche. An den weniger elastischen Stellen kann die Methode des Stretchens wahre Wunder der Lockerheit bringen: Bis zum Schmerzpunkt dehnen und warten, bis sich das Gewebe langsam lockert. Dann nochmals in die Tiefen nachfassen. Viel Spaß!

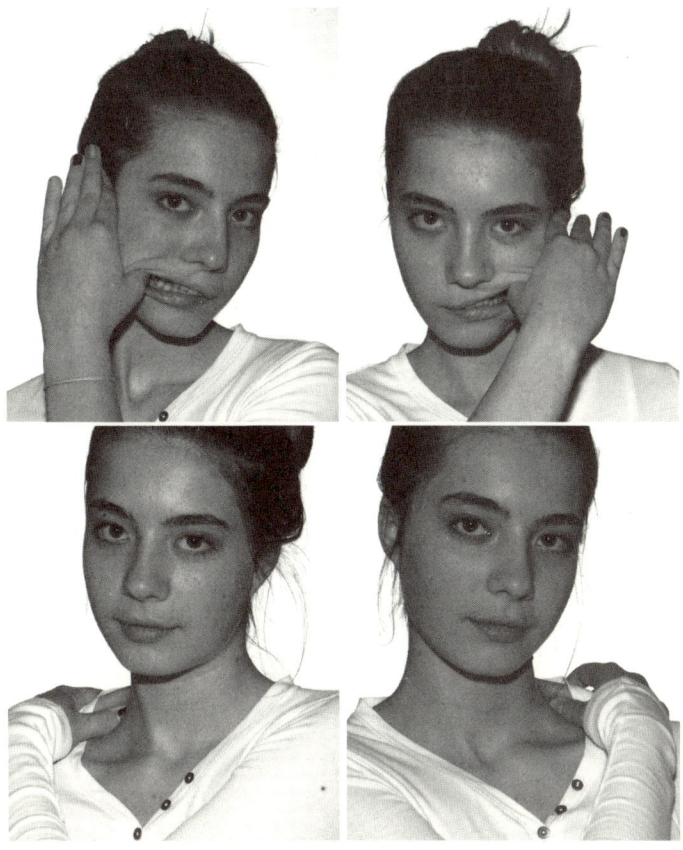

Anhang

Zum Nachschlagen

Cavelius, A.: Das Fastenbuch. Lünen, 2015

Cavelius, A.: Vegan Detoxfasten. Lünen, 2016

D'Adamo, P.: 4 Blutgruppen. Vier Strategien für ein gesundes Leben. München, 2001

Fritsch, T.: NAM-ZahnHeilkunde. Skizze eines Praxiskonzepts. Romanshorn, 2016

Mosetter, K.; Cavelius, A.: Zuckerkrankheit Alzheimer. München, 2016

Mosetter, K.; Cavelius, A.; Pape, D.: Die vier Kräfte der Selbstheilung. München, 2012

Mosetter, K.; Simon, W. A.; Cavelius, A.; Ilies, A.: Zucker. Der heimliche Killer. München, 2013

Pape, D.; Cavelius, A.: Diabetes – Vorsicht, Insulinfalle! München, 2016

Pape, D.; Cavelius, A.: Die Fructose Falle. München, 2015

Ursinus, L.: Die Organuhr – leicht erklärt. Darmstadt, 2009

Anmerkungen

1. Jha, V.; Workman, C.; McGaha, T. L.; Li, L.; Vas, J.; Vignali, D. A.; Monestier, M.: Lymphocyte Activation Gene-LAG-3) negatively regulates environmentally-induced autoimmunity. PLoS One. 2014 Aug 14; 8): e104484, doi: 10.1371/journal. pone.0104484. eCollection 2014

2. Johannes Mutter, Heidelberg 2014

3. Selye, Hans: A Syndrome produced by Diverse Nocuous Agents. Nature 138, 32 – 4. Juli 1936)

4. Slacizec, Vorlesung 2007

5. Wimmer, M., UNI Hamburg 2006

6. Tomatis, A. A.: Das Ohr, die Pforte zum Schulerfolg. Düsseldorf, 2009

7. Sacker, A.; et al: Breast feeding and intergenerational social mobility: what are the mechanisms? Arch Dis Child doi: 10.1136/archdischild-2012-303199

8. Strausz, M.: Stillen: Wir saugen uns nach oben. DocCheck 11. Juli 2013

9. Deoni, Sean, C. L. et al: Breastfeeding and early white matter development: A cross-sectional study. NeuroImage Volume 82, 15 November 2013, 77–86

10. Cording, S. et al.: The intestinal micro-environment imprints stromal cells to promote efficient Treg induction in gut-draining lymph nodes. Mucosal Immunology, doi: 10.1038/mi. 2013.54; 2013

11. Alghadir, A. H. et al.: Effect of tongue position on postural stability during quiet standing in healthy young males. Somatosens Mot Res. 2015; 3), 183–186

12. Feuerbaum, E.: Evolution der Religionen und der Religiosität, S. 67

13. Sini, C.: Die Zeichen der Seele. Königshausen & Neumann, S. 129

14. Buchalla, W.; Zusammensetzung und Funktion eines oft unterschätzten Helfers. Universität Zürich. Zahnärztliche Mitteilungen ZM Heft 08/2013

15. Joiner, A.: The protective nature of pellicle towards toothpaste abrasion on enamel and dentine. J Dent. 2008 May; 36 (5)

16. van Nieuw Amerongen, N. et al. 2004

17. Iorgulescu, G. J.: Saliva between normal and pathological. Important factors in determining systemic and oral health. Med Life 2009 Jul–Sep; 2 (3): 303–307

18. Majid, S.; Shafi M.: Saliva as a diagnostic tool: a review. J Pharm Biol Sci. 2014; 9: 9–14

19. Mohd Aizat Abdul Rahim: Can Saliva Proteins Be Used to Predict the Onset of Acute Myocardial Infarction among High-Risk Patients? Int J Med Sci. 2015; 12 (4), 329–335

20. Perry et al.: Diet and the evolution of human amylase gene copy number variation. Nat Genet. 2007 October; 39 (10): 1256–1260. Published online 2007 September 9, doi: 10.1038/ng2123

21. Kydd, W. L.; Daly, C. H.: The biologic and mechanical effects of stress on oral mucosa. J. Prosthet. Dent. 1982, 47, 317–329

22. Tucker, R. 1968. Surface specialisations of mechanically laden epithelia. Res. Vet. Tierarzt. Sci. 9, 381–396

23. Bradley, J. C.: The clinical significance of age changes in the vascular supply to the mandible. Int. J. Oral Surg. 10, 1981, 71–76

24. Feller, T. et al.: Melanin: the biophysiology of oral melanocytes and physiological oral pigmentation. Head Face Med. 2014 Mar 24; 10: 8.

25. Nilima S.; Vandana, K. L.: Melanin: A scavenger in gingival inflammation. Indian J Dent Res 2011; 22: 38–43

26. See comment in PubMed Commons below Experientia. Taleisnik, S.; Tomatis, M. E.: Effect of copulation or vaginal stimulation on melanocyte-stimulating hormone content of the hypophysis. 1968 Feb 15; 24 (2): 143–144. See comment in PubMed Commons below Neuroendocrinology. Taleisnik, S.; Tomatis, M. E.: Mechanisms that determine the changes in pituitary MSH activity during pseudopregnancy induced by vaginal stimulation in the rat. 1970; 6 (5), 368–377

27. Corona, G. et al.: Endocrinologic Control of Men's Sexual Desire and Arousal/Erection. J Sex Med. 2016 Mar; 13 (3): 317–337, doi: 10.1016/j.jsxm. 2016.01.007

28. Kastin, A. J. et al.: MSH activity in the pituitaries of rats exposed to constant illumination. Neuroendocrinology 2. 5–6 (1967), 257–262

29. Taleisnik, S.; Orias, R.: Pituitary melanocyte-stimulating hormone (MSH) after suckling stimulus. Endocrinology 78.3 (1966), 522–526

30. Tilling, T.: Immunohistochemical analyses point to epidermal origin of human Merkel cells. Histochem Cell Biol. 2014 Apr; 141 (4), 407–421

31. Delpre, G.; Stark, P.; Niv, Y.: Sublingual therapy for cobalamin deficiency as an alternative to oral and parenteral cobalamin supplementation. The Lancet 354.9180 (1999): 740–741

32. Durai, T. A.; Pothiraj, C.; Gopinath, R. M.; Kayalvizhi, B.; Tomar et al.: Oil Pulling and Oral Health Effect of oil-pulling on dental caries causing bacteria. Afr J Microbiol Res 2008; 2: 63–66

33. Ambika S.: Fundamentals of Biochemistry for Medical Students. Chennai: Kartik Offsets Printers; 2001, 50–54

34. Asokan, S.; Rathan, J.; Muthu, M. S.; Rathna, P. V.; Emmadi, P.; Raghuraman, R. et al.: Effect of oil pulling on Streptococcus mutans count in plaque and saliva using Dentocult SM Strip mutans test: A randomized, controlled, triple-blind study. J Indian Soc Pedod Prev Dent 2008; 26: 12–17

35. Poonam, T.: Oil Pulling and Oral Health: A Review. IJSS Case Reports & Reviews, August 2014, Vol 1, Issue 3

36. Grimm, W.-D.; Fritsch, T. et al.: Neural crest-related stem cells of oral origins in vitro and used in an osteoporotic sheep model for being investigated due to therapeutic effects in alveolar bone regeneration. Medical News of North Caucasus 11 (1), April 2016

37. Lambrechts, P.; Braem, M.; Vuylsteke-Wauters, M.; Vanherle, G.: Quantitive in vivo wear of human enamel. J Dent Res 68, 1989, 1752–1754

38. Kaidonis, J. A.; Richards, L. C.; Townsend, G. C.: Nature and frequency of dental wear facets in an Australian Aboriginal population. J Dent Res 63, 1984, 1298–1301

39. Berry, D.-C.; Poole, D.-F.: Attrition. Possible mechanisms of compensation. J Oral Rehabil 3, 1976, 201

40. Crothers, A. J. R.: Tooth wear and facial morphology. J Dent 20, 1992, 333–341

41. Lotzmann, U.: Die Prinzipien der Okklusion. 4. Auflage, Verlag Neuer Merkur, München (1994). Sponhoh, H.; Dalisda, D.: Zum Zusammenhang von Parafunktionen und chronischem Kopfschmerz

42. Dentino, A.; Lee, S.; Mailhot, J.; Hefti, A. F.: Principles of periodontology. Periodontol 2000. 2013 Feb; 61 (1): 16–53, doi: 10.1111/j.1600-0757.2011.00397.x

43. American Academy of Periodentology: Paradontalerkrankungen und Gesundheit. Philip Verl. 2000, S. 10 ff.

44. Boren, H. G.; Kory, R. C.; Syner, J. C.: The veterans administration-army cooperative study of pulmonary function: II. The lung volume and its subdivisions in normal men. The American Journal of Medicine Volume 41, Issue 1, July 1966, 96–114

45. Scannapieco, F. A.: Orale Erkrankungen und Infektionen der Atemwege; Acta Med Dent Helv 5: 74–77. 2000

46. Costerton, J. W. et al.: Biofilms, the customized microniche. Journal of bacteriology, 1994, 176. Jg., Nr. 8, S. 2137

47. Köse, O.: Biochemical and histopathologic analysis of the effects of periodontitis on left ventricular heart tissues of rats. J Periodontal Res. 2016 Apr 1

48. Ekuni, D.: Periodontitis-induced lipid peroxidation in rat descending aorta is involved in the initiation of atherosclerosis. J Periodontal Res. 2009 Aug; 44 (4): 434–442

49. Kolb, H.; Mandrup-Poulsen, T.: Diabetologia. The global diabetes epidemic as a consequence of lifestyle-induced low-grade inflammation. 2010 Jan; 53 (1): 10–20

50. Vas, J.; Monestier, M.: Immunology of mercury. Ann N Y Acad Sci. 2008 Nov; 1143: 240–267, doi: 10.1196/annals.1443.022

51. Prof. Dr. Michael Böhm Innere Medizin III – Kardiologie, Angiologie und internistische Intensivmedizin. Schrader, J.; Kelm, M.: Das Herz. In: Klinke, R.; Pape, H.-C.; Silbernagl, S. (Hrsg.): Physiologie. Georg Thieme Verlag, Stuttgart 2005, 3. Auflage, S. 147

52. Guarini, G.; Kiyooka, T.: Impaired coronary metabolic dilation in the metabolic syndrome is linked to mitochondrial dysfunction and mitochondrial DNA damage. Basic Res Cardiol. 2016 May; 111 (3): 29

53. Qin Zhang: Circulating Mitochondrial DAMPs Cause Inflammatory Responses to Injury. Published in final edited from as Nature. 2010 March 4: 464 (7285): 104–107. doi: 10.1038/nature 08780

54. Yolken, R. H. et al.: Chlorovirus ATCV-1 is part of the human oropharyngeal virome and is associated with changes in cognitive functions in humans and mice. Proc Natl Acad Sci USA. 2014 Nov 11; 111 (45): 16106–16111, doi: 10.1073/pnas. 1418895111. Epub 2014 Oct 27

55. Krankheitsherd Zähne. Karl F. Haug Verlag, 2006, S. 28

56. Priv.-Doz. Dr. med. Nanette C. Schloot 2014. Institut für Klinische Diabetologie. Deutsches Diabetes-Zentrum, Leibniz-Zentrum für Diabetesforschung an der Heinrich-Heine Universität Düsseldorf

57. Parodontalerkrankungen und Gesundheit, Smilecare München, 1997, S. 5

58. Entringera, S. et al.: Stress exposure in intrauterine life is associated with shorter telomere length in young adulthood. Edited by Bruce S. McEwen, The Rockefeller University, New York, NY, and approved July 15, 2011 (received for review June 3, 2011)

59. Lesage, J.; Del-Favero, F.; Leonhardt, M.; Louvart, H.; Maccari, S.; Vieau, D.; Darnaudery, M.: Prenatal stress induces intrauterine growth restriction and programmes glucose intolerance and feeding behaviour disturbances in the aged rat. J Endocrinol. 2004 May; 181 (2), 291–296

60. Buss, C.; Entringer, S.; Swanson, J. M.; Wadhwa, P. D.: The Role of Stress in Brain Development: The Gestational Environment's Long-Term Effects on the Brain Wednesday, April 25, 2012. Buss, C.; Davis, E. P.; Shahbaba, B.; Pruessner, J. C.; Head, K.; Sandman, C. A.: Maternal cortisol over the course of pregnancy and subsequent child amygdala and hippocampus volumes and affective problems. Edited by Bruce S. McEwen, The Rockefeller University, New York, NY

61. Shields, B. M.; Freathy, R. M.; Hattersley, A. T.: Genetic influences on the association between fetal growth and susceptibility to type 2 diabetes. J Dev Orig Health Dis. 2010 Apr; 1 (2): 96–105, doi: 10.1017/S2040174410000127

62. Praveen, E. P.; Sahoo, J.; Khurana, M. L.; Kulshreshtha, B.; Khadgawat, R.; Gupta, N.; Dwivedi, S. N.; Kumar, G.; Prabhakaran, D.; Ammini, A. C.: Insulin sensitivity and β-cell function in normoglycemic offspring of individuals with type 2 diabetes mellitus: Impact of line of inheritance. Indian J Endocrinol Metab. 2012 Jan; 16 (1):105–111, doi: 10.4103/2230-8210.91204

63. Dennison, E. M.; Cooper, C.; Cole, Z. A.: Early development and osteoporosis and bone health. J Dev Orig Health Dis. 2010 Jun; 1 (3): 142–149. doi: 10.1017/S2040174409990146

64. Yokomizo, H.: Maternal high-fat diet induces insulin resistance and deterioration of pancreatic β-cell function in adult offspring with sex differences in mice. Am J Physiol Endocrinol Metab. 2014 May 15; 306 (10): E1163–1175, doi: 10.1152/ajpendo.00688.2013. Epub 2014 Apr 1

65. Blankenberg, S.; Yusuf, S.: The Inflammatory Hypothesis Any Progress in Risk Stratification and Therapeutic Targets? FRSC 2006

66. ebenda

67. Shoelson, S.: An Inflammatory Story in Type 2 Diabetes, 2004

68. Syed, M.A. et al.: Is type 2 diabetes a chronic inflammatory/ autoimmune disease? Diabetes Nutr Metab. 2002 Apr; 15 (2): 68–83

69. Koliaki, C.; et al: Adaptation of Hepatic Mitochondrial Function in Humans with Non-Alcoholic Fatty Liver Is Lost in Steatohepatitis. Cell Metabolism, Volume 21, Issue 5, 2015, 739–746

70. Reinholt, F.P.: Osteopontin – a possible anchor of osteoclasts to bone. vol. 87 no. 12 4473–4475, doi: 10.1073/pnas.87.12.4473

71. Kahles, F.: OsteopontIn: A novel regulator at the cross roads of inflammation, obesity and diabetes. Mol Metab. 2014 Mar 22; 3 (4): 384–393. doi: 10.1016/j.molmet.2014.03.004. eCollection 2014

72. Kolb, H.; Mandrup-Poulsen, T.: The global diabetes epidemic as a consequence of lifestyle-induced low-grade inflammation. Diabetologia. 2010 Jan; 53 (1): 10–20. doi: 10.1007/s00125-009-1573-7. Epub 2009 Nov 5

73. Brownlee, M.: Glycation products an the pathogenesis of diabetic complications. Diabetes Care 1992, 15

74. Kapila, R.; Nagesh, K.S.; Iyengar, A.R.: Diabetes and Periodontal Disease: The Tryptophan Metabolism. LAP Lambert Academic Publishing, Saarbrücken, 2012

75. Coburn, C. et al.: Anthranilate Fluorescence Marks a Calcium-Propagated Necrotic Wave That Promotes Organismal Death in C. elegans. Published: July 23, 2013 DOI: 10.1371/ journal.pbio.1001613. Smith, A.J.; Smith, R.A.; Stone, T.W.: 5-Hydroxyanthranilic acid, a tryptophan metabolite, generates oxidative stress and neuronal death via p38 activation in cultured cerebellar granule neurones. Neurotox Res 15: 2009 May, 303–310, doi: 10.1007/s12640-009-9034-0

76. Piscianza, E. et al.: Differential action of 3-hydroxyanthranilic acid on viability and activation of stimulated lymphocytes, doi: 10.1016/j. intimp.2011.09.009

77. Roell, D.; Rosler, T.W.; Degen, S.; Matusch, R.; Baniahmad, A.: Antiandrogenic activity of anthranilic acid ester derivatives as novel lead structures to inhibit prostate cancer cell proliferation. Chem Biol Drug Des 2011 June, 77, 450–459, doi: 10.1111/j.1747-0285.2011.01116.x

78. Carranza Fermin, A.: The Periodontal Pocket. In: Carranza's Clinical Periodontology. 10th ed. India: Mosby, 434–442

79. ebenda

80. Siehe Myoreflextherapie: Kurt Mosetter

81. ebenda

82. Kühnisch, J., et al.: Rasterelektronenmikroskopische Untersuchung zur Neonatallinie Int Poster J Dent Oral Med 2003, Vol 5 No 01, Poster 157

83. Schmitzer, S.: DocCheck 1.7.2013

84. Die Zeit Wissen 1. Oktober 2014, 41, S. 40

85. Jedeon, K. et al.: Enamel defects reflect perinatal exposure to bisphenol a. Am J Pathol. 2013 Jul; 183 (1): 108–118. doi: 10.1016/j.ajpath.2013.04.004. Epub 2013 Jun 10

86. Bundesministerium für Ernährung, Landwirtschaft und Verbraucherschutz: Pressemitteilung Nr. 042 vom 11.02.11. Bisphenol A in Babyfläschchen wird vorsorglich verboten

87. Nach: Mutter J.: Amalgam – Risiko für die Menschheit. Fit fürs Leben Verlag, 2013

88. Gerhard, I.: Das Frauen Gesundheitsbuch. Haug, 2009

89. Kolesarova A.: In vitro study on the effects of lead and mercury on porcine ovarian granulosa cells. J Environ Sci Health A Tox Hazard Subst Environ Eng. 2010; 45 (3): 320–331

90. El-Desoky, G. E.; Bashandy, S. A.; Alhazza, I. M.; Al-Othman, Z. A.: Aboul-Soud, M. A.; Yusuf, K.: Improvement of mercuric chloride-induced testis injuries and sperm quality deteriorations by Spirulina platensis in rats. PLoS One. 2013; 8 (3): e59177

91. Knazicka, Z.; Lukac, N. et al.: Effects of mercury on the steroidogenesis of human adrenocarcinoma (NCI-H295R) cell line. J Environ Sci Health A Tox Hazard Subst Environ Eng. 2013; 48 (3): 348–353

92. Schmidt, R. F.: Physiologie des Menschen mit Pathophysiologie. Springer, 2007

93. Mocevic, E. et al.: Environmental mercury exposure, semen quality and reproductive hormones in Greenlandic Inuit and European men: a cross-sectional study. Asian J Androl. 2013 Jan; 15 (1): 97–104. doi: 10.1038/aja.2012.121. Epub 2012 Dec 10

94. Statistisches Bundesamt, 2012

95. ebenda

96. Zahnärztliche Mitteilungen Nachrichten: zm 103, Nr. 10 A, 16.5.2013, 116

97. Yu, Y. N.; Yang, D.; Zhu, H. Z.; Deng, C. N.; Guan, Z. Z.: Expression of mRNA and protein of p38, Osx, PI3K and Akt1 in rat bone

with chronic fluorosis]. Zhonghua Bing Li Xue Za Zhi. 2012 Sep; 41 (9): 622–626

98. tenCate, J. M.: Hypermineralistion of dental lesions adjuvant to dental glass-ionomer cement restaurations. J Dent Res 1995; 74: 1226–1271

99. Asmussen, E.; Peutzfeldt, A.: Long-term fluoride release from a glass ionomer cement, a compomer, and from experimental resin composites. Acta Odontologica Scandinavica, 2002, Vol. 60, No. 2, 93–97

100. Luke, J.: The Effect of Fluoride on the Physiology of the Pineal Gland Ph. D Dissertation, School of Biological Sciences, University of Surrey, UK, 1997

101. van Steenkiste, M.; Becher. A.; Banschbach, R.; Gaa, S.; Kreckel, S.; Pocanschi, C.: Prevalence of caries, fissure sealants and filling materials among German children and children of migrants. Gesundheitswesen. 2004 Nov; 66 (11): 754–758

102. Mutter, J.; Naumann, J.; Walach, H.: Risikobewertung Amalgam. Gesundheitswesen 2006; 68: 1–15, doi 10.1055/s-2006-926707

103. Pfaff, G.; Niekusch, U.; van Steenkiste, M.: Von der Amalgam- zur Kunststoffzeit: Wandel und Prädiktoren der verwendeten Füllungsmaterialien bei Schulkindern nach epidemiologischen Untersuchungen 1997–2004. RP Stuttgart, Abt. Landesgesundheitsamt Baden-Württemberg, Stuttgart

104. http://toxcenter.org/artikel/Autoimmunkrankheiten-durch-Metalle.pdf; zugegriffen Mai 2013

105. Persson, E.; Henriksson, J.; Tjälve, H.: Uptake of cobalt from the nasal mucosa into the brain via olfactory pathways in rats. Toxicol Lett. 2003 Nov 1; 145 (1): 19–27

106. http://www.wissen.de/kosmetikallergie-nahe-verwandte-und-natuerliche-alternativen zugegriffen Mai 2013

107. http://www.allergie.medhost.de/newsarchiv/taetowierung-und-allergie.html zugegriffen Mai 2013

108. Tschernitschek, H.; Geurtsen, W.: Kreuzallergie Kobalt–Nickel. Deutsche Zahnärztliche Zeitschrift 63, 2008, 7. Deutscher Ärzte-Verlag, Köln

109. Daunderer, M.: Amalgam Patienteninformation. 5. Aufl.

110. Ionescu, J. G.: Hohe Akkumulation von Übergangsmetallen im Brustkrebsgewebe umwelt-medizin-gesellschaft 19 (4): 269–273

111. Wortberg, W.: Intrauterine Fruchtschädigung durch Schwermetallbelastung der Mutter umwelt-medizin-gesellschaft 19 (4): 274–280

112. Bertram, F.: Umweltbelastet kinderlos. umwelt medizin gesellschaft 2012; 25 (2): 94–96

113. Blaurock-Busch, E.: Verbesserte Schwermetallabwehr durch optimierte Zufuhr von Selen, Zink und anderen Spurenelementen. OM & Ernährung 2011, Nr. 136

114. Pamphlett, R.: Motor neuron uptake of low dose inorganic mercury Journal of the Neurological Sciences Volume 135, Issue 1, January 1996, 63–67

115. Tjälve, H.; Henriksson, J.: Uptake of metals in the brain via olfactory pathways. Neurotoxicology. 1999 Apr–Jun; 20 (2–3): 181–195. Henriksson, J.; Tjälve, H.: Uptake of inorganic mercury in the olfactory bulbs via olfactory pathways in rats. Environ Res. 1998 May; 77 (2): 130–140

116. Hörsted-Bindslev, P.; Danscher, G.; Hansen, J. C.: Dentinal and pulpal uptake of mercury from lined and unlined amalgam restorations in minipigs. European Journal of Oral Sciences, 105, 1997: 338–343

117. Schreiber, H. M.: Messbare Wirkung von elektromagnetischen Feldern (EMFs) http://medicineman9.byethost8.com/handys.htm zugegriffen Mai 2013

118. Dental Tribune: Globales Übereinkommen zu Quecksilber, 6. März 2009, 1

119. Bolognesi, C. et al.: Genotoxicity biomarkers in the assessment of heavy metal effects in mussels: experimental studies. Environmental and Molecular Mutagenesis 33.4 (1999): 287–292

120. Gateva, S.; Jovtchev, G.; Stergios, M.: Cytotoxic and clastogenic activity of CdCl2 in human lymphocytes from different donors. Environ Toxicol Pharmacol. 2013 Apr 6; 36 (1): 223–230

121. Breton, J. et al.: Chronic ingestion of cadmium and lead alters the bioavailability of essential and heavy metals, gene expression pathways and genotoxicity in mouse intestine. Arch Toxicol. 2013 Mar 17

122. Boujbiha, M. A. et al.: Hematotoxicity and genotoxicity of mercuric chloride following subchronic exposure through drinking water in male rats. Biol Trace Elem Res. 2012 Jul; 148 (1): 76–82

Impressum

ISBN 978-3-424-15302-6
1. Auflage

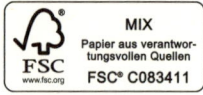

Verlagsgruppe Random House FSC®N001967

Druck und Bindung: CPI books GmbH, Leck

Projektleitung und Redaktion: Nikola Hirmer

Layout, Lektorat und Satz: Knipping Werbung GmbH, Berg bei Starnberg

Korrektorat: Susanne Schneider

Herstellung: Claudia Scheike

Bildredaktion: Bele Engels

Bildnachweis: S. 32 Hein Nouwens/Shutterstock; S. 58 © Dirk Heißmeyer,
Praxis für Ganzheitliche Zahnmedizin und Ästhetik; S. 62 Piero Decorato;
S. 80 Silbervogel/Shutterstock; S. 136 Dream Master/Shutterstock;
S. 150 Bettina Kammerer; S. 224–229 Piero Decorato